克服恐慌 ^{第二版}

认知行为自助手册

Overcoming Panic (2nd Edition)

A self-help guide using cognitive Behavioural Techniques

[澳] 维贾雅·马尼克瓦萨加　德里克·希尔拉夫　著
Vijaya Manicavasagar & Derrick Silove

胡　贞　译

上海社会科学院出版社
SHANGHAI ACADEMY OF SOCIAL SCIENCES PRESS

图书在版编目(CIP)数据

克服恐慌：第二版／（澳）维贾雅·马尼克瓦萨加，（澳）德里克·希尔拉夫著；胡贞译．— 上海：上海社会科学院出版社，2019
书名原文：Overcoming Panic（2nd Edition）
ISBN 978－7－5520－2623－8

Ⅰ．①克… Ⅱ．①维… ②德… ③胡… Ⅲ．①恐怖症—诊疗 Ⅳ．①R749.99

中国版本图书馆 CIP 数据核字（2019）第 003764 号

Overcoming Panic：A self-help guide using cognitive behavioural techniques, 2nd Edition
ISBN：978－1－47213－582－7

克服恐慌：第二版

著　　者：[澳] 维贾雅·马尼克瓦萨加　德里克·希尔拉夫
译　　者：胡　贞
责任编辑：周　霈
封面设计：黄婧昉
出版发行：上海社会科学院出版社
　　　　　上海顺昌路 622 号　邮编 200025
　　　　　电话总机 021－63315947　销售热线 021－53063735
　　　　　http：//www.sassp.cn　E-mail：sassp@sassp.cn
排　　版：南京展望文化发展有限公司
印　　刷：上海信老印刷厂
开　　本：890 毫米×1240 毫米　1/32
印　　张：4.5
插　　页：2
字　　数：108 千字
版　　次：2020 年 3 月第 1 版　　2020 年 3 月第 1 次印刷

ISBN 978－7－5520－2623－8/R · 048　　　　　定价：38.00 元

目录
Cantents

第一部分
解读恐慌

我的一天

踏上公交车的一刻，症状开始显现。我口干舌燥、心跳加速、恶心反胃、呼吸困难，双手微微抽搐，随时可能晕倒。我已忘记自己是如何找到座位的，只感觉自己像个观众，在局外远远地观望着这一切。我到底是怎么了？是不是精神错乱？我敢打赌，其他乘客绝对发现了我的异样。我无法正常呼吸，感觉自己随时可能窒息死亡。天！什么时候这一切才能结束？

下车后，我的症状有所缓解，可是为什么这些症状说来就来，说走就走？我筋疲力尽、思路混乱：也许我不应该乘公交车？或者该去医院做个复查？可以肯定的是，我总是担忧下一次症状的发作时间。这样继续下去我的生活就被毁了。

当天晚上我辗转反侧，彻夜未眠。白天在公交车上的一幕让我恐惧难耐又疑惑不已。如果某天外出购物，症状又出现，我怎么应对？我能安全回到家吗？我不断自查身体的各个部位，想看看手脚是否有刺痛感和麻木感。记得在哪里听说过，心脏病变一般会引起四肢的异常反应，或许是心脏出了什么问题吧。

最后，我从床上爬起来，肚子咕咕作响，大脑昏昏沉沉。医生诊断无异常，我真的无法认同，自己一定是哪里出了严重的问题，是时候去寻一位专家检查检查了，特别是大脑和心脏，必须做详细筛查。

早餐时我对孩子们发了火，他们对我的反常充满疑惑；我无法告知他们真相，免得小题大做，还是确诊以后再说。我多喝了几杯咖啡来提神，否则这一天绝对撑不下去。孩子们正在商量到医院去探望外婆，这个话题瞬间加重了我的焦虑。我的母亲之前一直健康无碍，最近却突然发病；一切都无法预言。

　　目送孩子们出门上学后，我冲上公交车去上班。此时胸中涌起一丝莫名的紧张，呼吸急促、发热冒汗随之袭来，我祈祷不要在公交车上重演昨天的一幕。我到底怎么了？似乎症状有加重的趋势，完全无法掌控。是时候找回自己了。

何为急性焦虑?

　　每个人在日常生活中都经历过焦虑。例如：求职、临考、演讲等场合都会产生焦虑情绪。轻度焦虑是正常现象，一般不必担心。适度焦虑使我们在特殊场合表现更为出色。然而，有些人的焦虑症状程度严重、出现频率较高，完全不可控制。他们长期受恐慌所困，却仅有一小部分人选择就医治疗。大多数患者要么默默忍受，要么通过酗酒吸毒来缓解不适。

　　突发的严重焦虑情绪称为**急性焦虑发作**，也称**"惊恐发作"**（panic attack），常伴随身体不适和思维混乱。发作持续时间从几分钟到半小时不等，之后感觉身心俱疲、痛苦不堪。发作频率在一周数次到一天数次之间。患者恐惧担忧下一次发作时间，深陷焦虑状态之中无法自拔。大多数患者意识不到是这是惊恐发作，误认为是身体健康出了问题，如心脏病、中风之类，因为显现症状多是身体上的不适。

　　急性焦虑患者时刻担忧再次发作，会刻意回避某些场合。

　　19 岁时我发作过一次，当时工作状态特别紧张，我呼吸困难、满头大汗、心跳加速、胸口疼痛。那种感觉太可怕了，像是心脏病，随时可能死去。从那之后，症状总是毫无理由地突然显现。我开始刻意回避一些场合，尽量不去逛商场或乘公交。若是在这些地方发病，其他人一定认为我是个疯子，我更无力解释。我偶尔也会这么认为,可能我快疯了吧。

约 翰

约有 1/3 的人在一生中至少经历过一次惊恐发作。大多数为典型性症状,有特定场合,而非典型性惊恐发作频率则相对较低。典型性惊恐发作常在人流密集的地方发生,如车站、购物中心等;或是在高度紧张的环境下突发,如考场应考、公众演说、目击事故等。非典型性惊恐发作随时随地发生的特点让患者始料未及,发作的环境可能很平和,如正在家中收看电视节目、接听电话等。然而,典型性和非典型性两者的区分并不明晰。典型性症状反复发作会导致期待性焦虑和回避行为,这类行为的描述将在后续章节中提及,此处不再赘述。

惊恐发作的体验

发作时会突然呼吸急促,眩晕、盗汗、心悸随之袭来,偶尔还伴有干呕和窒息感。指尖麻木、脚底刺痛,我感到身体完全失控,脱离现实世界,随时可能归西。这些经历让我惊恐万分,尽管整个过程仅持续 5—10 分钟,却感觉时间停滞,无法脱身。

克里斯汀

在发作的不同阶段,症状都稍显差异。最初我只是呕吐腹泻,最近出现了窒息感和胸部疼痛。我开始意识到,所有的这些失控反应都是惊恐发作的例证。

费 伊

惊恐发作之所以可怕,是因为症状发作的场合并非人们预想的那

样紧张骇人。该症发作快、强度高，影响大，身体各部位都会产生不同
程度的反应，加剧了患者的恐惧感和无助感。常规症状如下表所示：

- 呼吸困难；
- 窒息感；
- 胸腔疼痛；
- 颤抖战栗，有虚弱感；
- 手心变湿，大量出汗；
- 四肢麻木；
- 心悸；
- 眩晕；
- 失去对身体和所处环境的"连接感"；
- 肠胃不适；
- 发热或恶寒。

伴随以上症状，患者易产生如下意识：

- 我精神失常；
- 我无法自控；
- 我会晕厥；
- 我几近崩溃；
- 我患心脏病了；
- 我中风了；
- 我会尖叫，彻底疯掉。

当然,以上症状并非都会出现,所列出的患者意识看起来似乎夸张疯狂,但发作时确实极为严重。这些切身经历在患者潜意识里扎根,不断加深的忧虑感,让他们时刻担心下一次发作的来袭。

发作过后

惊恐发作过后,患者精疲力竭、疑惑沮丧。如果不了解症状和病因,患者的恐惧感就会急速上升。大多数患者认为是身体出了问题,选择到医院就诊或咨询家庭医生;还有些患者产生羞耻感,认为只是自控力不足。结果,多数患者选择默默承受痛苦,不向他人倾诉,更别提寻求专业帮助了。

什么引发了惊恐发作

很多患者总能回忆起发作之前的某些让人精神紧张的事件,这些"导火索"会持续或加剧惊恐发作:几周甚至几个月之前伴侣间的争执、至亲的过世、工作上的不顺心、身体的不适等都被认为是诱因。

几乎每个人都过着备感压力的生活,但这些压力并不会直接导致惊恐发作。通常来讲,发作的诱因是多方面的,例如身体上或精神上较为脆弱,又承受了较大压力。不断积聚的压力无法释放,最终产生惊恐发作,尤其是遇到恶性循环的多重因素积聚,更容易导致严重焦虑,这一点我们将在第三章中具体介绍。

下文将着重探讨持续的惊恐发作会如何影响患者的生活,将如何恶化为焦虑障碍。

惊恐发作如何影响生活？

担心下次惊恐发作的阴霾始终挥之不去，我无法专注工作，家中更是一团糟。家人劝我少忧心，多振作。事实上，我极度灰心自卑，尽量避免社交活动，担心在某个场合症状发作令自己难堪，不得不灰溜溜地逃离。

帕 蒂

惊恐发作会严重影响患者的正常生活：工作、学习、家庭关系、社交活动都伴随着极度忧虑和刻意逃避。对下一次症状发作的担忧让患者紧张不安、恐惧懦弱，彻底沦为恐慌的奴隶。

重点要明确的是，惊恐发作说来就来，或许伴随其他一些症状，例如疑似生理疾病、酗酒或吸毒反应，或者是其他精神障碍如恐慌障碍、广场恐惧、抑郁的一部分。这些我们将在本章进行讨论。如果您有上述症状，采纳了本书中描述的心理疗法后还未奏效，请一定寻求专业帮助，接受全面的身体和心理评估。

惊恐障碍

有的患者在一段时间内可经历几次惊恐发作，还有患者发作持续时间短，会引发深度担忧。当惊恐发作以及对可能发生惊恐发作的担忧开始影响人们的正常生活时,我们称之为**惊恐障碍**(panic disorder)。惊恐障碍的发病率约为 1%—2%,发病年龄段常集中在 25—30 岁(此数据并非绝对),大多数发病者一直到 30 多岁都拒绝接受正规治疗。

患者在经历了 1—2 次严重的惊恐发作之后,会对下一次发作极度恐惧。这种恐惧感主导着他们的意识和行为,焦虑情绪逐渐加剧,导致他们试图改变固有的生活方式,拒绝外出,避免涉足某些场合(经历过惊恐发作的场合)。这种对特定场合的持续忧虑即**期待性焦虑**(anticipatory anxiety)。尽管此类患者并未经历过频率较高的惊恐发作,他们也将被认定为患有惊恐障碍。

由此可见,克服期待性焦虑是治愈惊恐障碍的关键之一。

目前惊恐障碍的诊断可参考两个标准:一是《国际疾病分类标准》(*International Classification of Diseases*; ICD‐10),二是《精神障碍诊断统计手册》(*Diagnostic and Statistical Manual for Mental Disorders*; DSM‐5)

惊恐发作的后果

在焦虑症患者能够克服紧张情绪的前提下,症状是可以自行缓解的。若患者无法缓解又未接受治疗,很可能引起其他不适和并发症。持续性惊恐发作会使患者变得抑郁,对自己无力控制自己的恐慌深感沮丧和无能。另外一个后果是药物滥用,尤其是处方药和酒精的滥用,患者试图以此来缓解焦虑情绪。惊恐发作和惊恐障碍常表现为广场恐惧。

广场恐惧

　　一段时间后，我开始害怕出门购物，担心惊恐发作回不了家。我发觉自己排队付款时越来越焦虑，有一次甚至临时丢下购物车赶回家去。从那以后，有人陪同时我才敢去购物。后来在其他场合的发作让我愈加恐惧，我不再乘坐公共交通，不敢单独开车，现在已经基本不出门了。

梅维丝

　　在特定场合经历过惊恐发作的患者会选择逃避之前发作的场景来试图避免再次发作。例如在超市购物时发作了，就会避免再到超市去；搭乘公共交通、进入人流密集场所、遭遇交通拥堵等场合都会让在类似环境经历过惊恐发作的患者忧心不已，他们觉得逃避这些场所就可以避免再次发作。这种情况被称作为**广场恐惧**（agoraphobia）。在希腊语中，*agoraphobia* 意为"害怕空旷的场所或热闹的集市"。在实际病例当中，涉及的场所更多，不仅限于购物场所，还包括影院、车站、娱乐城等较难"逃离"的地方。对有些患者而言，即使单独留在家中也会加剧他们对病症发作的焦虑。广场恐惧普遍存在，据统计有 7% 的女性和 3% 的男性有过类似经历。

　　广场恐惧患者并非恐惧某个场所，他们是忧虑万一症状发作时难以逃离该场所。有时他们极力让自己留在某个场所，结果恐惧和绝望愈演愈烈。患者自认为有一些缓解的方法，例如身边有个伴，自己就能克服不安情绪，应付诸如开车穿过隧道等的情境；其他缓解的方法包括在影院里选择一个靠走道或出口的座位，万一发作方便"逃离"，等等。

　　通常情况下，这类恐惧会"泛化"，也就是说，所有类似场合都被贴上了"发病场合"的标签,比如在饭馆里发作一次就选择回避所有餐馆。照此发展下去,回避行为持续升级,将限制患者的日常行为、社交活动和独立能力,最终让他们足不出户。

惊恐障碍和广场恐惧的关联性较为复杂。前者不一定发展为后者,后者也不一定从前者发展而来。惊恐障碍可能是"纯粹的"惊恐障碍,广场恐惧也可能独立存在,或作为其他心理障碍(如抑郁)的一部分存在,只是有着类似惊恐发作的症状。此外,即便惊恐发作症状减弱,广场恐惧也不一定缓解。患者想通过回避特定场所的方式避免惊恐发作,这种回避行为会固化为他们的生活方式。

广场恐惧患者根据发作经历,通常回避的场合有以下几种:

- 交通拥堵时单独开车;
- 穿过桥梁或隧道;
- 去超市购物;
- 去人流密集的购物场所;
- 搭乘公共交通;
- 外出就餐/参加聚会/观看表演或电影;
- 排队(例如,在理发店或诊所);
- 独自在家。

广场恐惧的成因

在一些人身上,惊恐障碍为何会发展为广场恐惧目前还未可知,据推测有这么几种原因会起作用:首先,如果在某一特定情况下经历反复惊恐发作，患者会自然产生一种恐惧，担心如果接近类似场合，恐惧就会卷土重来。也就是说，已有经历警告患者禁止靠近他们曾体验过恐慌的场合。因此，你会体验到"对恐惧的恐惧"。其次，某些更自发的调节机制可能起作用。我们都听说过巴甫洛夫的狗在每次铃声响起时都会习惯性地流口水。同理，如果人们在接近这些地方时反复体验到焦虑，即使这些地方安全无害，他们还是会产生无意识的焦虑反应。因此，患者无意识地把焦虑与他们体验过惊恐发作的场合联系起来，即使那些地方并不真正危险。有些患者可能更容易会受到发作场合的影响。他们也许只需要在购物中心体验几次恐慌就能"学会"避开那个地方。对身体状况（如呼吸急促或心跳加速等）的担忧，也会导致惊恐发作。思维方式和成长环境的不适应性，遗传和家庭因素将在第三章中作更全面地讨论。

个体应对忧虑的不同方式可能会影响他们患广场恐惧的概率。自信的人更容易直面恐惧并克服逃避的倾向，懦弱的人更容易退缩并选择逃避"特定场合"。

惊恐发作、广场恐惧和其他焦虑障碍

惊恐发作可发生在特定场合，可能是其他类焦虑障碍所致。例如，当患者接触特殊对象或环境（如蜘蛛、高空、飞机旅行）时，他们可能会出现焦虑症状，即患上**特定恐惧症**（specific phobias）。患社交恐惧的人在他们感到被监视的情况下会产生强烈的焦虑，如在公共场合就餐或演讲。分离焦虑障碍（separation anxiety disorder）与惊恐发作有关，患者面对至亲好友分离时将产生强烈的担忧，害怕被抛弃、害怕失去一切。强迫障碍（obsessive-compulsive disorder）患者可能发现周围环境不整洁就会担心被传染；检查、计量或洗涤行为的过程不完整也可能会产生强烈的焦虑感。创伤后应激障碍（Post-traumatic stress disorder）患者经历过严重创伤事件，一旦之后再次想起他们的创伤情境，便会极度焦虑。

广泛性焦虑症（Generalized anxiety disorder，GAD）可能与惊恐障碍相关。广泛性焦虑症指的是一个人经常出现焦虑症状，对许多事产生过度担忧或不必要的担忧；典型的广泛性焦虑症并不产生急性焦虑症状。研究发现，广泛性焦虑症和焦虑障碍有相似之处，但其病因也存在差异，主要体现在家族病史、遗传、对特定治疗的反应等方面。

尽管以上病症均属于焦虑障碍症"家族成员"，且可能在同一患者身上重叠或共存，但在诊断哪种类型的焦虑症最典型时，还是要力求准确。一般性压力管理技术适用于多数焦虑症类型，但每种情况都有特定的最为有效的治疗方案。换句话说，诊断和治疗方案越贴近，治疗效果越好。

阅读完本书第二部分有关焦虑症和逃避行为的自助解决方案后，你将发现多收集治疗一般压力和其他焦虑症的信息会十分受用。请参考自助解压的著作《克服压力》（中文版已由上海社会科学院出版社出版），或咨询家庭医生和社区心理健康服务机构，以求更多诊疗帮助。

抑郁

有时会一直哭啊哭，感到绝望和无助。周围的人似乎都过得不错，但对我来说，惊恐发作正在慢慢吞噬着生命。为什么我不能振作起来，好起来呢？我越来越沮丧和自我苛责，意识到自己根本无法控制症状发作。我不再自信，逃避社交，与朋友日渐疏远。我快走不下去了，活着太艰难了。

杰弗里

有些有过惊恐发作的患者，还会经历抑郁期。30%—70% 的焦虑障碍患者同时有抑郁问题。抑郁状况可能持续数小时或数天，有的人可持续数周甚至数月。抑郁表现可能是平和的，悲伤流泪而已，也可能是剧烈的，充满无助、绝望和挫败感。抑郁患者排斥工作和社交——究其原因，除了担忧惊恐发作，更重要的在于自尊缺乏、兴趣丧失、幸福感无存，而这一切都源于无法克服惊恐发作产生的挫败感。

无法控制惊恐发作的羞耻感会使抑郁患者感觉更糟，导致他们对此缄口不言，找借口回避社交活动，以此避免在朋友面前暴露自己发病的窘态。至此恶性循环开启：回避愉快的社交活动（如同好友看电影、外出就餐）——加重孤独感。长期独处只会加重抑郁，丧失动力。若进一步恶化，患者就会绝望无助，愈加挑剔和孤僻。

广场恐惧患者可能会因为活动受限而变得抑郁。这样一来，焦虑、逃避和抑郁的症状相互作用会导致痛苦加剧和行为功能丧失。认识到这些恶性后果十分有必要，而更重要的是选择以积极的方式打败它们，尽力康复。

有过惊恐发作的患者发病时可能会产生绝望情绪，而反复的绝望体验使得他们觉得康复无望。患者可能选择暴饮暴食、酗酒或滥用药物，以此来逃避恐慌，缓解痛苦。当焦虑症状发展为严重的抑郁或其他时，患者自残的风险就会增加，甚至导致自杀行为。产生绝望情绪或自我伤害倾向的患者应当立即寻求专业帮助。

其他与惊恐发作有关的疾病

患者身体状况与惊恐发作息息相关，可能是诱因，也可能只是表象。常见情况包括：毒品摄入、酒精中毒、戒断症状、心律不齐，内分泌问题（尤其是甲状腺疾病）、哮喘、偏头痛、糖尿病、心脏病、高血压、慢性疼痛等。在启动针对惊恐发作的心理干预之前,以上所列的其他病症需要被纳入评估与考量。

(惊恐发作)对社会生活的影响

> 焦虑问题摧毁了我的整个生活。即便拥有亲密的家人,我也难以和他们交流,因为他们根本不能感同身受。我和丈夫之间产生了隔阂。和朋友在一起时,症状发作使我难堪无比。我已经无法面对所有人。
>
> 乔安妮

惊恐发作会对家庭和社会生活产生深远的影响。通常情况下,惊恐发作的场合不在家中,会有陌生人在场。患者在影院或在餐馆经历过发作,再来到类似的场所就会担忧,会选择回避,这一点应该容易理解。患者会强迫性地寻找借口拒绝参加社交活动,一些场合会加剧他们对症状发作的恐惧。朋友和家人感到沮丧和气愤,因为他们的邀约一再被拒。与此同时,当一些患者和朋友家人讨论发作的症状时,他们的反应都十分漠然,只是轻描淡写地给出一些毫无价值的建议,像"振作起来""坚强一些"之类的话。这些回应如此苍白无力,但我们大多数人因为没有体验过惊恐发作,对该问题及其并发症的认识非常肤浅,很难理解惊恐发作有多么严重,多么难以应对。大家都认为焦虑太过常见,人的意志力完全可以控制得了。

严重的焦虑会导致亲密关系的混乱。患者易怒、孤僻、心事重重,需要耐心安抚,会特别依赖配偶或伴侣,希望他们能陪伴自己一起外出、承担家务,比如购物、取钱、接孩子等。而伴侣也许很难想象,此时的他(她)已经迷茫无助,沮丧至极。至此罅隙渐生,裂谷难平。

　　急性焦虑症和广场恐惧患者如果可以摆脱焦虑，控制好情绪，他们的状况就会有很大改观，家庭和社会生活将更愉悦，配偶或伴侣也将如释重负。有时候，为了照顾患者家庭成员的生活方式被迫调整，一旦患者康复，其他成员也许会发现已经很难改变自己的生活习惯和活动方式。有总是待在家里的父母或配偶是有好处的！家庭必须适应一个更加积极、自信和独立的成员。尽管患者从恐慌中恢复过来让家人备感宽慰，但这种变化也可能带来其他家庭成员生活方式的变化，导致家庭内部关系紧张，具有不确定性。预见这种情况并积极采取应对措施尤为重要，只有这样才能保障患者康复过程的持续性，使病症不再复发。

　　您的家人和朋友也许乐于发掘更多关于各类焦虑症状的信息，这本书可以协助他们更好地理解你的康复之路。

　　下文将重点介绍惊恐发作与逃避行为的常见病因。了解这些诱因可以进一步帮助你战胜焦虑。

焦虑与回避行为的诱因

很多因素共同作用可能导致惊恐发作和回避行为。尽管每一病例的成因都千差万别,但了解焦虑的诱发因素仍然很有必要,在这里列出以下三项:

> 一、与性格特点以及幼年的养育方式、成长环境、生活经历有关的易感性。
>
> 二、突如其来的压力或某些急性触发因素。
>
> 三、一些导致焦虑的因素持续存在,陷入害怕自己会变得越来越有压力的恶性循环中,从而导致惊恐发作。

本文将重点介绍易感因素、触发因素、焦虑持续因素是如何诱发急性焦虑症的。

易感因素

有些人更容易受到惊恐发作的侵袭吗?答案是肯定的,这是心理、社会和生理因素共同作用的结果,使一些人更容易有这类问题。这些因素与幼年生活、后天发展都有关联。

遗传学解释

研究表明,在惊恐发作诱因中,遗传和生物学因素占比约40%,心理因素占比约60%,但这个比例也会因个体而异。

幼年经历

> 小时候我尤其怕黑,讨厌独处,总担心自己会被绑架。如果父母外出,我会时刻担忧他们受到袭击或是在事故中丧生。这些想法让我非常不安。
>
> 保　尔

在某些(并非所有)案例中,对惊恐障碍的易感性都与家庭有关。温情或冷漠,肯定或挑剔,这些家庭关系都可能与遗传基因和(或)家庭生活特点相关。同卵双胞胎具有相当程度的特质焦虑(trait anxiety),即忧虑或紧张气质倾向同步。这表明,在某种程度上是遗传了趋向焦虑的特质。许多广场恐惧的成年患者回忆起童年的家庭环境,都不同程度地提及冷漠和否定。易感惊恐发作的患者在幼年生活中均伴有高度的分离焦虑,他们粘人、缺乏安全感、害怕独处,甚至逃避上学。当然,孩子和父母之间的互动相当复杂,我们不能去苛责是哪一方造成了焦虑。例如,过度保护孩子的父母是否会使孩子缺乏安全感;易焦虑的孩子是否需要父母加倍安慰和关注,给予更多肯定;这些情况都很难给出答案。

幼年时经历过骇人事件、虐待和创伤的人成年后更容易患上惊恐发作和焦虑障碍。事实上,这些经历使孩子们长大后会面临一系列情绪问题的威胁,惊恐发作和焦虑障碍仅仅是其中之一。同时,某些经历也可能特定地与惊恐障碍有关。例如,幼年经历的呼吸困难(如溺水、窒息、严重哮喘）可能使神经系统对血氧含量的变化异常敏感。有过此类经历的人成年后遇到焦虑、过度换气的状况时，如果其他因素也具备，很有可能发展为惊恐障碍。

成年后经历

心理因素

> 我为什么无法控制自己？我也许要完全避免外出，这样就能确保不再经历可怕的发作。我确信症状发作时肯定恐怖无比，自己的生活已经完全失控。
>
> 沃尔特

有些人可能更容易陷入惊恐发作，他们倾向于以灾难性方式来解读身体的不适。例如，心跳加速意味着心脏病变。多数人能够以积极放松的心态应对莫名的不适感（如：胸腔下方疼痛也许只是消化不良而已）。与此相反，倾向于作出悲观解释的人坚信身体不适意味着大灾难，生命已经无法掌控。他们很快就陷入忧虑：问题巨大，无从解决。这说明：当他们在现实生活中遇到问题时，极易过度紧张和焦虑。如此消极的思维方式可能源自家庭成长环境，孩提时代得不到鼓励和安慰，难以建立自信。这种思维模式也可能与幼年时遭遇重大家庭变故或严重创伤，安全感、自信心和自尊心匮乏有关。诸如此类的情况似乎都无法掌控，会让当事人感觉未来生活不可预知，潜在问题无法解决。

这种消极的想法可能会影响人们应对压力的方式。不同的人有不同的方式来应对压力。在同样的处境下，有些方法更高效，有些人应付更自如。应对压力的技巧在很大程度上是后天习得的，并通过反复使用而成为一种习惯。孩子们经常从他们身边的人（如父母、老师和朋友）那里学会如何应对压力。

这里列举几条消极的压力应对方式：

- 生活中遇到困难时，选择放弃或变得沮丧；
- 回避引起不适的环境；
- 一旦不能按自己的意识行事，就紧张易怒；
- 过分依赖别人的帮助；
- 借助酗酒或吸毒来抑制不良情绪。

如果你容易焦虑，选择以上消极的应对方式来应对压力必将使情况进一步恶化。打破旧习惯，学习新理念也许既耗时又充满挑战，但的确行之有效。通过勤学苦练，使用合理的应对方法，焦虑是完全可以得到控制的。

社会因素

　　为了考试我日夜苦读，几乎没有时间陪萨姆出去。很难理解我们之间为何日渐冷淡。是因为我太忙？还是由于症状发作让我变得易怒？他似乎对我的变化很是困惑，但我不敢告诉他究竟发生了什么，否则他会认为我疯了。此时我迫切需要他的支持，我的自信早已降至冰点。

伊冯娜

各行各业的人都会产生急性焦虑，但某些群体更容易受影响。女性比男性更容易焦虑，目前原因不明，可能有以下因素：女性的遗传构成、激素影响、男女教养方式的差异、孕育子女经历、社会性别角色等。现代社会中,女性可能会承受更多压力,她们要赚钱养家、经营家庭、养育子女,兼顾三者真是难上加难。人际关系紧张可能是焦虑发作的诱因,也可能是结果,二者相互交织。伴侣关系的持续紧张可能会加大焦虑发作的风险,但还是无法断言家庭关系紧张是某个成员急性焦虑发作的原因还是结果。例如,总是主动作决定的某一方也许并非天生爱做主,而是对焦虑的另一方作出的迁就行为,因为另一方经常优柔寡断、惶恐不安。因此,某一方的焦虑会触发或加重伴侣的迁就和顺应行为,最终导致关系扭曲,引发深度焦虑。

身体因素

> 我感到胸腔痉挛,呼吸困难,好似有一根针扎进了心脏。我总去医院检查,但医生却说无异常。这些症状如此真实,我敢肯定是医院检查有疏漏,可能是心脏病发作之类。
>
> 弗兰克

经历过惊恐发作的人会经常怀疑他们的症状是真实的还是虚幻的。重要的是将惊恐发作和正常的"应激反应"加以区分。任何人在遭遇突发情况或威胁时都会经历极度恐惧。想想看,一辆汽车在你过马路的时候突然高速转弯,险些撞上你,或者有人在你身后突然重重地关上门,你会作何反应。你会产生应激反应,汗毛竖起、心跳加速、全身颤抖。你可能会跳起来,喊叫或发怒。这是正常的"战斗或逃跑反应"(Fight or flight Response),帮助身体在受到威胁时采取防御行动。这种反应是由埋藏在大脑深处的神经系统中枢控制的。这些中枢控制着自主(或"自动")神经系统,进而控制影响肌肉、内脏器官和身体腺体的神经、血管和激素。当大脑接收到来自外界的威胁讯息时,自主神经系统立即被激活。它的反应是即时性的,不夹杂主观意识提示。当警报信号通过神经传递到身体的其他部位时,心脏的肌肉收缩更快,引起快速搏动或心悸,胸壁肌肉收缩,呼吸更快,皮肤汗腺分泌更多汗液。自主神经系统也会激活内分泌器官,将肾上腺素等化学物质释放到血液中。这些化学物质通过向肌肉输送更多的血液,释放糖分并提供更多能量,让身体对环境保持警觉,为身体快速反应做好准备。

这种恐惧反应是必要的,在紧急情况下可以救命。身体反应是由实际生理变化引起的,通常在威胁消失后就会消失。然而,在焦虑障碍等症状发作时,当没有明显威胁时,战斗或逃跑反应也会不适时地被激活。这可能是由于一些人触发战斗或逃跑反应的阈值较低,或者是他们在神经系统中结束该反应的控制机制效率较低。一些气质因素(比如根深蒂固的极度焦虑倾向或者长期处于高压力环境)共同作用可能会增加身体的紧张度,从而使你越来越接近惊恐触发阈值。即便是琐事也可能引发战斗或逃跑反应,导致惊恐发作。

因为易感人群会认为自身体验到的焦虑比别人更具威胁性,所以更有可能向大脑中枢发出警报信号,从而引发战斗和逃跑反应。即使所处的环境根本不危险,战斗或逃跑反应也将触发,从而加大惊恐发作的风险。如前所述,战斗或逃跑反应本身是一个正常有效的机制,旨在保护身体免受伤害。因此,对于健康的人而言,身体的惊恐反应虽然可怕,但不会有损健康。有一点要强调,焦虑患者对惊恐发作的恐惧情绪已经开始损害他们的身体健康。这种恐惧使压力不断积聚,加大了再次发作的风险。

神经系统中的焦虑机制

到目前为止,有很多研究都关注大脑在极度焦虑和惊恐发作之前和期间的状况。众所周知,某些被称为神经递质的化学物质在大脑中把信息从一个神经细胞传递到另一个神经细胞。人们认为这些化学物质在传递恐惧、预警和焦虑"信息"的神经中起了作用。目前尚不清楚这类"信使"系统在不同患者身上是否具有差异性,但某些刺激焦虑产生的药物对该系统有直接作用(详见第4章),会改变这些神经递质的功能或神经末梢对神经递质的反应方式。不同焦虑症患者神经系统之间存在细微的差异,这可能与几种神经递质以及它们特定神经通路中的作用的平衡有关。因此,焦虑障碍患者通常会接受如X光或脑部扫描的常规检查。如检测到异常,该患者可能患上某种罕见的,可能导致类似惊恐发作反应的疾病。

能引发类似惊恐发作症状的生理疾病

生理疾病很少能产生类似惊恐发作的症状。一般来说,经过检查或化验,医生会快速确诊该种疾病。例如,甲状腺(负责调节体温和激素水平)存在病变的人可能会出现类似焦虑和惊恐发作的症状。其他伴症状的出现可以帮助我们判断是否是某种特定的生理疾病。个别情况下,类似焦虑症状是潜在疾病的表现。

引发类似焦虑症状的其他生理问题包括:

- 心律不齐,偶也有可能是心脏血管病变;
- 滥用或戒除咖啡因、毒品或酒精时的身体不适;
- 呼吸障碍;
- 滥用某些药物(如治疗哮喘的药物);
- 内分泌紊乱;
- 特定种类的癫痫;

如惊恐发作或惊恐障碍反复出现,建议立即就医。医生会仔细了解患者病史,全面检查和个别筛查(如查验血液)。如果存在疑似心脏病症状,通过心电图、血压监测和血液查验就可以确诊。多数惊恐发作患者经过以上各项检查后确诊各项指标无异常,即可确认这些症状是焦虑症的表现。少数情况下,经过上述各项检查确诊存在某种身体疾病(如甲状腺疾病),在疾病治疗过程中焦虑症状也会慢慢缓解。当然,患者可能同时患有身体疾病(如哮喘或心脏病)和惊恐发作,那就需要双重治疗。然而,多数典型惊恐发作患者通常都没有被诊断出患有身体疾病。

选择立即就医非常重要,这样可以尽快确认身体状况正常,无须担心患上了某种身体疾病。但有时患者很难相信自己身体无异常,因为惊恐发作太过可怕。结果,患者选择多次就医,看不同的医生,要求重复验血,或做进一步检查。复查的过程也会带来压力,强化恐惧感,使患者认定身体出了问题。记住重要一点:焦虑障碍常见症状之一就是不由自主地担忧自己生病了。如果医生已经完成全面检查和化验,显示你的身体状况一切正常,那就要接受自己患上焦虑障碍的事实,这相当重要,从此以后要积极应对,避免毫无必要的反复检查或筛查。

是什么引发了惊恐发作?

过度换气与恐慌症状

患者恐慌症状的一个常见诱因是"过度呼吸"或"过度换气"(hyperventilation)。许多患者意识到呼吸短促、频率加快。易感患者可能会长期过度换气,这一点并不常见。过度换气的症状包括快速而频繁地呼吸、叹气、打哈欠或气喘。大家都认为打哈欠或叹气是由无聊或悲伤引起,根本想不到是由焦虑引起的! 这就是为什么要在白天监控患者叹气和打哈欠的情况。一般来说,血液中的氧气和二氧化碳含量会保持平衡。过度换气将破坏这种平衡,产生典型恐慌症状,如走路不稳、头晕、感觉"脱离现实"、手脚发麻、肌肉无力。在慢性呼吸过度患者中,紧张感会导致过度换气,从而引发惊恐发作。一旦发作,呼吸频率会加快,进而开启"过度换气—惊恐发作"循环模式。此外,有关过度换气症状的悲观想法(我一定病得很重,快崩溃了)可能会加剧焦虑和恐慌,导致恶性循环,如下图所示。

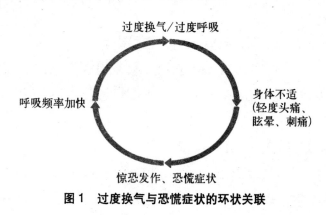

图1 过度换气与恐慌症状的环状关联

滥用酒精、毒品和药物

我发现如果出门前喝几杯啤酒,就不太可能发作。慢慢地,我需要多喝几杯才行。结果一早醒来根本走不稳,必须马上喝一杯才能平静。我已经搞不清楚自己是惊恐发作还是要再多喝一杯。

比　尔

引发恐慌症状的最重要生理因素之一是酗酒、吸毒或服用其他兴奋制剂。患者可能试图通过吸烟,喝咖啡或浓茶来安抚情绪或分散注意力；但实际上，他们摄入的此类物质只是刺激了神经系统。过度服用兴奋类物质会降低恐慌阈值，反而更可能激发下一次的症状发作。使用大麻、可卡因、安非他命和其他兴奋剂也可能引发或加重惊恐发作。

如果经历过惊恐发作，患者很可能会选择酒精和镇静剂（例如，安定等苯二氮䓬类药物），试图以此来抑制症状发作，最终摆脱困扰。但是，很多尝试过这的人都知道，这种疗法效力有限；长远看，过度饮酒或滥用药物只会使焦虑加重。控制焦虑所需的酒精摄入量将与日俱增，戒酒的时候就会产生并发症（如发抖、抽搐等）。镇静剂也具有同样效果。这些物质的戒断作用与恐慌症状非常相似，使情况愈加复杂。

正如我们所讨论的许多其他导致恐慌的因素一样，酗酒或吸毒与惊恐发作和焦虑障碍之间的关系非常复杂。重要的是判断二者谁是主导：焦虑还是酒精？很明显，在大量饮酒之前，惊恐发作或焦虑症状就已经出现了。酗酒并非主导因素，却可以成为一种习惯，造成对身体器官（如肝、胃和大脑）的损害。结果，滥用药物或酗酒带来新问题，导致身体疾病和心理问题（包括焦虑）。反过来考虑，如果恐慌症状继发于酒精依赖，那么当饮酒得到控制时，焦虑就有所改善。如果酗酒或药物滥用成为习惯，那么它们本身也需要单独进行有效治疗。如果酗酒或滥用药物的状况一直持续，那我们就不可能从根本上治愈惊恐发作。

是什么维系着恶性循环？

日常生活中，很多人在极度压力下都会经历一两次惊恐发作。虽然有不适感，但很快就被遗忘，根本不会继续影响他们的生活。然而，对某些人来说,他们建立了一种自我持续的机制或恶性循环,导致惊恐发作像连锁反应一样反复出现。造成这种重复模式的因素可分为心理因素、社会因素和生理因素。

心理因素

如前文所述,对"发作的恐惧"(预期遭受更多惊恐发作)、对身体疾病的担忧和对自我失控状态的畏惧将极大增加惊恐发作的频率。如此一来,患者和他/她的神经系统之间相互"欺瞒",让惊恐发作反复出现。最初,易感患者只是承受着来自工作或家庭巨大的压力。他完全没有意识到自己的状态已经接近激发惊恐发作的阈值。此时只要一点点附加的压力,如噪音、强光、人流拥挤或是购物受挫,都可能引发惊恐发作。换句话说,神经系统被错误的警报"愚弄",进入紧急状态。需要提醒的是,这种反应机制在人类进化的早期就存在,用以保护我们免受野生动物伤害,远离危险境地,所以神经系统的自动反应是自然原始的,并不一定能对超市的危险性作出准确的判断!这种情况一旦触发,就将产生战斗或逃跑反应,神经系统自动"假设"紧张程度偏高,且存在额外威胁信号(在超市感觉到的压力),所以处境危险。因为环境中客观存在的压力并不大,所以患者无法意识到任何直接危险。结果,患者第一次惊恐发作时产生强烈的"战斗"或"逃跑"冲动,让他们困惑不已,只能理解为是精神错乱的表现、急性病发作或是彻底失控。生理和心理上的感觉(心悸、发汗、手脚刺痛、昏昏沉沉)似乎与环境无关,患者就自然而然地认为自己是生了很严重的病。所以早期惊恐发作症状消退后,患者产生强烈的挥之不去的恐惧情绪,也就不足为奇了。他们会时刻担忧自己得了某种潜在的疾病,担心自己死亡或步入了严重精神疾病的早期阶段。环境因素激发类似的恐惧情绪蔓延恶化。如果患者开始产生灾难性想法,死亡即将到来或失控状态将降临的恐惧情绪就会被放大,每种身体感觉都将被认为是"疾病"复发或逐步恶化的征兆。

强大的条件性因素将战斗或逃跑反应与特定场合联系在一起。为了保护自己免受未来的"危险",神经系统便会"记住"发生紧急状况的场合。一旦再次接近某个类似场合,警报即被触发,早期焦虑症状显现。如此一来,恐惧和焦虑间的恶性循环开启,致使回避行为产生,触发惊恐障碍。

不幸的是,患者应对恐慌症状的某些方式使情况更糟。有些患者在压力环境下备感沉重,掌握不好时间,结果造成压力和焦虑积聚。还有些患者强烈需要他人的认可,会因害怕被拒绝而不敢说"不",他们也许会承担超负荷的工作,来弥补因恐惧和惊恐发作而导致的效率下降;也就是说,他们试图满足更多的他人的需求。同样,这催生更多的压力和焦虑。此外有些患者则倾向于回避"高风险"场合,在经历了最初的几次惊恐发作后就放弃、妥协。他们畏首畏尾,沮丧消沉,缺乏自尊和自信。有些患者坚持要自己克服困难,在缺少适当治疗方法的情况下强迫自身陷入困境来克服焦虑,结果导致压力和挫折感增加,诱发更趋频繁的惊恐发作。

社会因素

在惊恐发作之前造成情绪紧张的社会和家庭问题在发作后可能继续存在,将引发持续的压力并妨碍患者的自然恢复。工作或家庭的压力可能是长期存在和难以解决的。内部压力(担忧再次惊恐发作)增加了工作和家庭环境中的外部压力,导致紧张情绪攀升,惊恐发作复发的风险加大。为了解决工作中迫在眉睫的问题,人们可能会放弃社交、休闲和体育活动。患者会拒绝与配偶、伴侣或家人一起放松和享受休闲郊游,选择把工作带回家,试图"掌控"压力。他们可能没有意识到,自己施加的与日俱增的压力,将使惊恐发作的频率大大增加。这种恶性循环一旦启动,反复经历惊恐发作的人就难以辨别压力是来自"外部"还是"内部"。

生理因素

一些疾病(如流感)会引起类似焦虑的症状,从而加剧焦虑。病毒感染会导致发烧、出汗、疲劳、头晕和虚弱,因此,经历过惊恐发作的患者很容易将这些症状误认为是焦虑加剧。如前所述,严重的身体疾病发作时显现惊恐发作症状是相对罕见的,但如果确实患有此类疾病,应当积极治疗。

多数引起惊恐发作的生理因素也会使症状持续。前文讨论过的过度换气—惊恐发作循环加大了进一步发作的风险,对于长期处于焦虑和压力状态,且没有意识到自己呼吸方式有问题的人而言,这一点更为明显。亚健康、身材走形和睡眠不足——由担心惊恐发作的压力带来的——使情况更为糟糕。压力过大的生活方式(如早起提前赶到办公室)会增加劳累过度的风险,产生出汗、心悸、呼吸急促等症状,这些都可能被误认为是恐慌,使患者觉得自己的状况与实际情况更糟。在这种情况下,患者可能试图通过使用酒精、药物或其他兴奋剂来缓解和改善症状。如前文所述,滥用酒精或药物将使惊恐发作症状更趋复杂化,这种风险必须引起足够的重视。

表1 使得惊恐障碍长期存在的病因总结

心 理 因 素	社会因素	生 理 因 素
应激状态	持续紧张的环境	换气过度
应对压力的能力不足	压力沉重的生活方式	睡眠障碍
担忧自己患病	家庭关系紧张	劳累过度

（续表）

心　理　因　素	社会因素	生理因素
担忧自己再次惊恐发作	休闲时间减少	亚健康状态
存在消极想法：灾难性思维方式／自控能力缺失／自尊自信匮乏	社交孤立	饮酒
		吸毒或滥用药物

惊恐发作与回避行为的治疗方案

正如前面所提到的,频繁的惊恐发作和严重的回避行为大多与心理因素相关,有类似经历的患者会被诊断为焦虑障碍和/或广场恐惧。幸运的是,近几十年来,在治疗惊恐发作、焦虑障碍和广场恐惧方面已经取得了可喜的进展。研究表明,多数患者在科学的指导下学习应对技能就可以有效康复。大多治疗方案的研究主要适用于典型的焦虑障碍和/或广场恐惧患者,但对惊恐发作也有借鉴意义。国际上经过评估的治疗方案包括心理干预(尤其是认知行为疗法)和药物治疗。

本书第二部分内容的重点是概述基于证据的心理方法,包括认知行为疗法,通过加强自我管理来应对惊恐发作和逃避行为。国际上适用的其他治疗方法还包括基于精神分析原理的传统心理治疗(探索儿童早期的障碍)、家庭和婚姻治疗及各类新型心理疗法。读者如果想了解这些方法,请向医生或当地的心理健康服务中心咨询。

本章将首先概述治疗惊恐发作的药物,医生可以给出更为详尽的解释并开具处方。接下来将介绍依托认知行为方法的心理应对策略。

关于用药

选择使用药物治疗惊恐发作和逃避行为时,需要考虑以下几个问题:发病程度是否严重、患者是否接受过心理治疗并积极配合。不使用药物的情况列举如下：

- 患者拒绝服药；
- 药物产生副作用(尽管副作用不严重,长时间后即得到改善,但仍有不适感)；
- 长期服用某些药物将导致药物依赖,后续戒断症状可能产生焦虑情绪；
- 服药对控制病情无效；
- 某些患者在停药后可能会复发；
- 药物可能干扰自我控制技巧的效果；

患者焦虑程度极高,已经影响到他/她学习使用应对技巧,或是长远看难以接受有效心理治疗的,药物疗法可能只会在短期内有效。所以在条件允许的情况下,无论是否使用药物,都应该尝试使用心理疗法来治疗焦虑和恐慌。一旦需要药物治疗,必须由经验丰富的医生直接诊察、定期随访,这将确保诊断全面、用药合理、剂量精准。医生也可根据情况调整用药,及时应对药物副作用并指导患者慢慢停药。

药物类型

作用于神经递质 5-羟色胺和去甲肾上腺素的新型药物

几十年前,新型抗抑郁药物引入对惊恐发作、焦虑障碍和广场恐惧都十分有效。这些药物被称为选择性 5-羟色胺再摄取抑制剂(SSRIs), 5-羟色胺和去甲肾上腺素再摄取抑制剂(SNRIs)以及近几年引入的特异性去甲肾上腺素再摄取抑制剂。上述药物的作用是通过减少神经递质再摄取到神经细胞,使药物在大脑中某些特定区域(主导产生焦虑情绪的区域)起作用。典型的 SSRIs 包括氟西汀,帕罗西汀,舍曲林,埃西酞普兰,西酞普兰和氟伏沙明。最常用的 SNRIs 是文拉法辛、度洛西汀、左美那昔普兰和密那昔普兰。米氮平是一种类似于 SNRIs 的药物,但其作用方式略有不同。去甲肾上腺素再摄取抑制剂是瑞波西汀。在开始用药后,惊恐发作症状的改善通常是渐进的,完全见效需要 3—6 周。为了达到效果,每天服药必不可少。总的来看,如果身体状况良好,这些药物是绝对安全的,但由于用药初期会产生副作用,所有服药最好从低剂量开始。常见的副作用是头痛、恶心和轻微眩晕。和医生沟通药物可能产生的副作用很有必要。有些药物用量较大时可能会上瘾而难以戒断。由于各类药物药效有所不同,为保证药效,有的适宜在早上服用,而那些有嗜睡副作用的药物则应选择晚上服用。

三环类药物

三环类药物是多年前首批用于治疗抑郁症的药物,后来被用来有效治疗包括焦虑障碍、强迫症和慢性疼痛在内的一些其他疾病。这些药物可以增加大脑中神经递素的作用。重新激活这些神经通路可以稳定焦虑情绪。常用的三环类药物包括丙咪嗪、阿米替林、多塞平、克罗米帕明和德斯帕明。这些药物一般在夜间服用,剂量逐渐增加。显著见效可能需要 3 周左右。潜在副作用包括镇定效果(所以晚上服药效果更佳)、口干、视力模糊、眩晕等。有时焦虑障碍患者初期服药后会感到紧张不安。随着剂量逐渐增加,副作用可以降到最小,而且在治疗几周后就会减退。虽然这些药物对那些身体健康的患者是安全的,但不适合心脏病或肾脏病患者。还要强调一点,服药过量、同时服用酒精和其他药物都将存在一定的风险。

苯二氮平类药物或弱安定剂

临床使用最为广泛的弱安定剂苯二氮平类药物,常用于治疗惊恐发作和焦虑障碍。同类药物还包括氯硝西泮、地西泮、氯硝西泮、阿普唑仑和氯硝西泮。它们在减轻焦虑方面有立竿见影的效果,但见效时间和镇静效果各有差异。这组药物的缺点是易产生耐药性——也就是说,患者服药持续一段时间后可能需要增加剂量才能见效。类似问题还有对此类药物的依赖倾向,如果突然停药,可能出现戒断症状。戒断症状类似惊恐发作,将打消患者停药的意图。由于以上所列原因,患者在使用苯二氮平类药物时需要格外谨慎,要与医生详细讨论用药的利弊。短期使用(几天)或间歇性使用(症状严重时)时,需遵医嘱以保证剂量适合,防止药物滥用。某些情况下,服用 SSRIs 或 SNRIs 制剂后,可能有必要短期服用苯二氮平类药物来缓解初期治疗导致的兴奋和不安情绪。但总的来讲,苯二氮平类药物不应被视为治疗惊恐症状、焦虑障碍或广场恐惧症的首选药物。

其他药物

有时医生会开具 β-受体阻断剂(beta-blocker,常用于治疗高血压和心脏疾病)来缓解惊恐发作的生理反应,特别是针对震颤和心动过速,而对发作时的心理症状并不那么有效。然而有些患者认为,如果惊恐发作时的生理反应不明显,他们就更能够有效应对。有一种较老的抗抑郁药物苯乙肼(作用于单胺氧化酶系统)已临床用于治疗焦虑障碍,但该药有一定的副作用,对饮食要求也有限制。所以在其他治疗方案均未奏效的情况下该药的选用有相当的局限性。在临床上和试验过程中,已经尝试了一系列其他的药物来治疗惊恐发作或焦虑障碍,但仍缺乏足够的治愈病例来证明其有效性。

心理疗法

目前有几种心理疗法用以治疗惊恐发作和逃避行为。本书中概述的应对策略主要源自认知行为论疗法，因为该种疗法被证明在缓解焦虑情绪、治疗焦虑障碍和广场恐惧方面的确有效。这些策略的最大优势是通过指导性的自我实践来重获自控能力，更好地应对焦虑症状。

认知行为疗法建立在习得理论的基础上。该理论强调：人类的某些行为或行为结果都源于自身在应对所处环境时采用的重复性行为（或习惯）。也就是说，我们可能在应对环境压力时养成错误习惯，这些习得行为本身也会导致负面情绪产生。如果说习惯可以通过学习来获得，那么人们也可能会遗忘，也可能经过再次学习来获取更合适的应对方法来解决生活中困扰和难处。因此，对经历过惊恐发作、焦虑障碍和广场恐惧的患者来说，认知行为疗法可以引导他们通过重复实践来获取有效应对困难状况和焦虑情绪的方案。

如前所述，习得方式有多种。无益学习养成的习惯可能导致焦虑症状产生。条件反射式的习得习惯使人一接近特定场合就立刻激发恐惧情绪。例如在超市里反复经历过惊恐发作后，无论是否受到威胁，患者都会在准备去超市或踏入超市大门后产生条件反射式的恐惧感。彻底逃避类似场合可以避免恐惧情绪的产生，由此带来的舒缓情绪进一步强化了患者的回避行为，也增加了预期焦虑（针对恐惧的恐惧），由此陷入恶性循环。当你后来试图接近类似场合时，焦虑感会堆积恶化。习惯一旦养成，回避行为就很难撤销。因此要尽力摆脱这种模式，但必须经过长时间的系统实践才能成功。有效的方法被称为"逐步暴露"（gradual exposure）或"系统性脱敏"（systematic desensitisation），即循序渐进地尝试靠近"恐惧"的场合,在现场给自己足够的时间来应对恐惧或焦虑情绪。重复这个过程可以确保反条件反射行为产生。即反射场合和恐惧反应间的联系被打破,取而代之的是,特定场合与放松情绪逐渐相关。当然,这种转变需要通过长时间的练习来实现,急于求成地暴露于特定场合之中可能会使症状更为恶化。这就是为什么前文提到"暴露"是"逐步"的,要从最不容易引起焦虑的场合开始尝试,逐渐过渡到最容易激发恐惧的场合。作为系统训练的一部分,定期练习对于取得良好效果也十分重要。偶尔尝试练习只会让旧习惯有机可乘,死灰复燃。

人类的内心思维过程或认知机制在习得过程中扮演着重要角色。A-B-C-D 模型有助于理解这种习得方式。A 表示外部(激发性的)环境、地点或事件;B 表示我们对事件的解释或思考方式(信念);C 表示我们的情绪反应(结果),D 表示我们在以某种方式感受和思考后所采取的行为(做法)。根据认知理论,B 因素对人类学习至关重要。一般来说使我们感到沮丧或焦虑的不是外部事物,而是对外部事物的解读方式。我们都有这样的经历:相同的事件对不同人的影响是千差万别。例如在职场中,经理发火了,有的下属会马上反应出自己犯了错,必须更加努力工作来安抚上司;而有的下属也许只是耸耸肩,猜测是上司的私生活出了问题,与他们自身完全无关。可以预见的是,第一类人会焦虑、担忧和内疚,努力加班工作;而第二类人会保持原有的工作状态,期望经理的情绪有所改善。

运用认知理论可以帮助我们识别、斟酌甚至改变对周围事物或情况的负面解读,也会对某些场合下的行为结果产生影响。我们常常"过度预测",也就是预期最坏结果,让自己变得焦虑。换句话说,在进入某个场景之前,思维过程可能会预期我们会体验到压抑和焦虑,甚至是惊恐发作,这导致了不必要的恐惧和回避行为。通过专业指导和系统化的尝试来改变消极负面的想法将有可能减轻预期焦虑感或是对惊恐发作的恐惧感。认知疗法针对可能引发惊恐发作的典型灾难性想法也相当有效,有可能缩短发作时间,降低对患者情绪状态的影响。

因此,认知行为疗法能够帮助人们识别和检验症状如何产生,并运用系统的方法来预防或控制症状。从认知和行为两方面来剖析问题将有助于人们采用联合治疗来应对各类焦虑症状。

总体来讲,指导康复的原则包括以下几点:

- 了解惊恐发作、对发作的恐惧和对自己可能患病的忧虑之间的关联性本质;
- 学习应对惊恐发作和焦虑症状所需的技能;
- 坚持训练以有益的想法取代消极的灾难性的想法;
- 正确处理引发焦虑的生理症状,学会真实评估生理症状的意义;
- 逐步学会面对之前的逃避行为来克服广场恐惧。

联合治疗

对有些患者而言,心理疗法(尤其是认知行为疗法)加上适当药物治疗会比较有效。遭受严重而频繁惊恐发作的患者可能焦虑水平很高,导致无法直接达到能够应用认知行为疗法的水平。治疗过程中可以逐步减少药物剂量,采用认知行为疗法来保障症状的缓解。

治疗的有效性

反复惊恐发作和焦虑障碍患者可能会担忧自己无法治愈。这种担忧本身就会阻碍康复进程。幸运的是，超过 80% 的患者（研究表明这一比例可能更高）表示，采用认知行为疗法可以显著而持久地改善病情。一旦学会如何控制和预防惊恐发作，人们就可以长时间保持无复发状态，一般可长达几年之久。即使在后期出现某些症状，也并不严重且易于控制。因此，通过学习来掌控焦虑情绪行之有效，值得一试，患者必将受益持久。

第二部分
应对惊恐发作：
自助操作手册

引　言

　　最初经历惊恐发作时，我认为症状以后会自行消失，结果持续了好几个月。我开始意识到必须做点什么了。我从没想过需要接受心理治疗，因为发作症状明显是生理疾病的表现，像心脏病发作之类。我只想尽快康复，尽快制止症状发作。

洛　林

　　许多技术可以用来缓解甚至治愈惊恐发作。有些患者也许并未发觉这些技术有效。重要的是，患者必须定期练习才能保证治疗的有效性。这个过程是循序渐进的，如果患者意志坚定，练习努力，疗效就会持续显现出来。

自助方法

重要的是,学习有效的技能完全可以应对惊恐发作,本书中就介绍了技能。对有些患者而言,阅读书本的同时也要听取心理健康专业人士提供的强化治疗建议。无论是否寻求过专业帮助,阅读本书一定能够指引患者跨出第一步,去战胜惊恐发作和逃避行为,辅助克服焦虑障碍和广场恐惧。

自助手册的受益人群

如果有兴趣详细了解惊恐发作和逃避行为,阅读本自助手册将会大有收获。大致有以下四类人群会从本书中得到有效帮助:

1. 惊恐发作患者(无论是否存在严重回避行为)。他们对学习克服焦虑的特定技能较感兴趣。对有些患者来说,本书足以教会他们必要的技能来克服恐慌症状以及广场恐惧(如果有的话)。那些已经开始接受治疗的患者会发现本书将成为治疗过程的有益补充。

2. 过去经历过惊恐发作和回避行为的前患者(希望通过学习来预防症状复)。能够识别早期症状,了解如何应对发作,将有助于患者增强信心以预防复发。

3. 熟悉焦虑管理的基本原则但缺乏特定技能来克服惊恐发作和逃避行为的患者。这类患者习得标准化技能后可以避免对抗焦虑的随意性。通过循序渐进的常规练习,患者获得更优质、更持久的治疗效果。本书所列的 6 步计划为克服和防止惊恐发作提供了系统方案。

4. 患者的亲友。他们希望更为全面地了解惊恐发作和逃避行为,会发现本书十分好用。与患者关系密切的人通常想提供帮助,但却力不从心。因为他们也不知道该做些什么,建议些什么。如果他们发现他们提供的支持和建议有理论基础,且坚信书中教授的技巧有助于患者康复,作用就显现出来了。

寻求进一步援助的人群

并非所有恐慌症患者都会只使用本书便足以克服病症,他们可能需要额外援助。这大致包括以下 6 类人群:

1. 罕见生理疾病(有惊恐发作相似症状)患者。本手册内容有助治疗压力等相关心理因素引发的惊恐发作。本书第一部分讲述了某些疾病也会产生类似惊恐发作的症状,如果患者怀疑自身属于此类人群,建议咨询医生。

2. 严重广场恐惧症患者(尤指未出现惊恐发作症状人群)。此类患者需要接受经验丰富的心理健康专家进行的全面评估和强化指导。本书更有助于那些反复经历惊恐发作的患者(无论是否存在逃避行为)。如果回避某些场景或地点成为最大软肋,且已经严重影响到正常生活,那么应当咨询医生或当地心理健康服务中心,以寻求更多建议。

3. 由惊恐发作引起的中度或重度抑郁患者。此类人群已经丧失了动力,无法自行阅读自助手册。他们通常经历过持续两周以上的情绪低落和兴趣丧失,在精力、能动性、日常活动、睡眠和食欲等方面都有明显变化。此类患者在积极应对焦虑症状(如惊恐发作)之前,必须接受抗抑郁治疗,可能需要服用抗抑郁药物来改善情绪,以保证他们能精力充沛地启动自愈程序。本书结尾部分将提供抑郁管理的简要指南。

4. 独立能力匮乏的患者。此类人群可能一开始就认为自助疗法远远不够。如果训练时不能完全信任其效果,疗效就会打折。如果能动性不足又缺乏自信,接受治疗师的帮助也许可以帮助患者积聚能量,使情况得到好转。

5. 拒绝变更生活方式的患者。当惊恐发作根深蒂固时,有些患者需要改变生活方式来慢慢适应,这很容易让他们产生被胁迫感,从而选择主动去回避它。这类患者可能需要专业治疗师的帮助,才能激发他们的能动性去适应生活方式的改变。

6. 病情复杂的患者。惊恐发作和逃避行为仅仅是症状的一个方面,此类患者可能在情感、社交、人格方面也存在其他问题。例如,有的患者通过滥用药物或酗酒来缓解压力,他们应当先咨询解决已有问题才可能去对抗惊恐发作。再如,有的患者患有严重的精神障碍(严重抑郁或精神分裂),他们首先需要的是心理健康专家的帮助。如果存在自残或伤害他人的风险,必须立寻求专业帮助。

自我管理的早期障碍

有以下几个因素会破坏自助康复的效果。

害怕改变

下文介绍的 6 步计划,为患者推荐了一些方法,尝试去改变生活中易导致惊恐发作和回避行为的因素。一般来讲,原有生活方式和生活习惯的改变会让人望而却步,想到改变就会引发暂时性焦虑,似乎保持常规状态才会更加安全。正视现实十分重要,选择框架式的生活方式短期内可能让你倍感舒适(如回避踏足中心城区或拒绝搭乘火车),但长远来看,这些框架限制迟早会令人无法忍受。

缺乏支持

有时身边的亲友也许会直接或间接地妨碍患者实施自助康复计

划。身边人可能不相信读一本书对康复会有何帮助,会不屑一顾。家人也可能会非常谨慎而过度保护患者本人。他们可能会担心,患者病情开始好转就意味着要改变整个家庭的生活方式。无论何种原因,患者本人都要意识到选择改变是个人决定,这一点非常重要。某些情况下患者需要和亲友沟通上述的阻力问题,这将会有所帮助,但这需要合理判断。得到亲友支持固然重要,但在启动自助康复计划之前获得周围所有人的支持并不是重点。

做出改变的决定

第一步,充分考虑战胜惊恐发作和广场恐惧的潜在益处和障碍。列个清单,根据生活方式改变造成的影响从 -10 到 +10 进行单项打分,这可以帮助你去斟酌为何应当作出改变。评分为负表示带来不良影响;评分为零分表示无影响或影响微弱;评分为正则表示带来有益影响。示例见下表。

表2 改变的利弊分析

改变的益处	影 响 (-10 到 +10)	拒绝改变的结果	影 响 (-10 到 +10)
单独去超市购物	+7	需要亲友陪伴	-3
就业	+9	被迫在家	-5
与朋友去影院看大片	+5	苦等大片 DVD 发行	-4
外出聚餐聚会	+8	难以和朋友沟通	-4

以这种方式列出改变的种种益处,可以让你明白为什么克服惊恐发作和逃避行为是如此重要。有时在改变的道路上需要作出巨大的努力,也许会遇到暂时的挫折,这时候拿出表格反复查看会非常有帮助。

战胜惊恐发作是必要的，值得去付出努力，这和追求事业成功、学业有成、家庭幸福同样重要。如果总希望得到"灵丹妙药"和"速效药"来快速治愈惊恐发作，那就没必要读本书了！事实上，战胜惊恐发作需要时间，需要付出艰苦的努力，更需要必胜的信念。如果把每一次小进步视为成功，把每一个小挫折都视为成长，最终就一定能够取得胜利。

应对挫折

任何治疗方案都会遇到障碍。起初，压力来源和发作诱因都很难控制。有时一连串的小压力接连出现，使你难以在日常生活中实现预期改变。日常重大事件的发生（如家人去世或密友病重）可能导致惊恐发作和逃避行为复发。一些特殊状况（如加班、失眠或生病等）也可能会引发焦虑症状复发。如果没有掌握焦虑管理技巧，一旦碰到上述压力，症状就很难控制。

如何处理病情上的小反复将对你的康复产生长远影响。你可能会因为一个小挫折而沮丧不已，认定坚持下去不会有效果，结果放弃自助疗法开始逐渐依靠他人。与此相反，如果你认为小挫折的出现提供了锻炼焦虑管理技能的新机遇，就会将压力视为新挑战而不是大灾难。

想要放弃的冲动

对大多数患者来说，在自助计划进行过程中有时会选择放弃，重新回归"安全的"（有框架的）生活状态中，这似乎要比努力改变现状更让人感觉舒适。

如果患者产生冲动想放弃，请尝试选择以下方法：

- 查看自己列出的评价表(见表2),提醒自己作出改变意义重大;
- 与支持自己的亲友交流克服焦虑的益处,提醒自己为何要开始自助治疗;
- 相信自助治疗过程中的反复不是灾难,做好准备重新开始;
- 正视自己取得快速进步的欲望,提醒自己已经获取的技巧需要反复练习,适当放缓节奏有助于巩固已掌握的自助治疗技能;
- 设想一下摆脱惊恐发作后的生活状态,有助于重获能动性继续前进。

自我怀疑

你可能发现自己反复问自己一些挫败性问题,这将打击你的自信心。在开始自我治疗之前一定要考虑到这个因素。

我就不能不那么恐慌吗?

反复经历惊恐发作的患者经常会提出这个疑问。第一次发作也许是突发的,但必须意识到,最终致使发作爆发的压力可能已经积累了几个月甚至几年。随着压力紧张度的加剧,身体的生理机能会发生变化去逐渐适应;这种模式一旦养成,身体就需要一定时间才能恢复到正常状态(不容易触发惊恐发作的状态),生理机能的恢复需要一个过程,这就会导致不可控的反复惊恐发作。

仅靠意志力达到快速治愈惊恐发作的愿望,会给患者带来不必要的压力。不幸的是,在缺乏专业技巧的情况下单靠纯粹的意志努力并不能保证效果。这种迅速痊愈的预期使得患者失望自责,反倒使压力加码。附加的压力可能加剧惊恐发作，让患者更加挫败。

几乎所有经历过惊恐发作的患者多年以后都还记得第一次的感觉。这种影响威力巨大，任何感官刺激都会勾起当初的回忆。试图忘记当初的经历是困难而无效的，重要的是把这些回忆定格在过去，不再威胁到未来。

反复惊恐发作会消耗自信，可能会让你越来越消沉，不敢立于人前。之前简单的日常行为（如开车穿过拥堵的街道、排队等公交车、购买电影票等）如今都成了重大考验。许多患者被迫过度依赖他人，否则就深感孤独无能。想要逐步摆脱不同场合中产生的焦虑症状，就必须恢复自信，而这需要足够的时间和耐心。对于自助治疗中的某项任务，有时能够一举拿下，有时刚开始就会碰壁沮丧。结果是：成功完成的任务越多，自信心就增强得越多，但这个过程一定是循序渐进的。

我为何会成为异类？

经历惊恐发作后，你可能发现自己与亲友的关系会发生变化。不幸的是，其中某些变化是消极的或失望的。你可能会发现你的伴侣、子女或朋友的态度渐渐不同往昔了，因为他们外出或参加社交活动都受到了影响。有些朋友甚至会选择与你断交。对于克服惊恐发作和逃避行为，亲戚们也许会给出简单而欠考虑的建议，甚至给你施加压力。即使你的焦虑和惊恐发作得到了缓解，身边的人可能仍然会认为你的情况一如往日。要求他人改变生活方式来适应你的惊恐发作和逃避行为，这种缓慢的改变尤其困难。与亲友多交流，让他们了解你的情况并做出改变，将需要一些时间和足够的耐心。

惊恐发作带来的影响并非都是负面的。这种经历可以使人们对他人的痛苦和紧张更加敏感，更好地理解他人可能经历的困难和焦虑。战胜惊恐发作的患者能够提出有效的建议和处理技巧来帮助周围的人去控制焦虑情绪。

许多用来克服惊恐发作和逃避行为的技巧都可以应用到与压力相关的病症上。因此，自主掌握相关技巧就如同笔可靠的投资，可以帮助你应对未来生活中遇到的所有带来压力的事件。

自助计划

本手册中概述的自助疗法将提供控制惊恐发作、克服逃避行为的基本技巧。多年研究和临床经验表明，这些技巧十分有效。并非所有技巧都适合每位患者，但多数患者会发现至少其中某一些是有效的。患者最好在持续运用这些技巧一段时间之后，再对疗效作出判断。与大多数技巧的掌握一样，焦虑管理技巧需要时间去学习和练习，其效果不可能瞬间显现。

多数患者需要6—8周时间实践本手册中讲述的技巧。手册仅提供一份粗略的指南，系统地完成所列的6个步骤十分重要，在练习和掌握某一步骤之前不要急于开启下一个步骤。有些患者也可能需要几周以上来完成所有步骤。我们的目标并非尽快完成项目，而是要彻底理解，付诸实践并不断练习。无论过程持续多久，遇到多少挫折，都要谨记这一点。

本书使用指南

使用本手册的最佳方法是首先浏览这6个步骤，了解相关技巧和任务。这会降低操作难度，有助于减少未来可能出现的潜在焦虑。以此方式熟悉本手册，先通读每个步骤的详细介绍，再实践其中建议的练习和任务，最后依次完成六大步骤。确保自己掌握好前一步并熟练运用其中技巧之后再开始进行下一步。这样系统地完成 6 步之后,可能会想要重读一下整本手册来强化之前掌握的技巧。

招募帮手

你可以邀请亲朋好友来帮助你完成 6 步计划。这个好办法可以确保你动力满满地去实践书中提到的技巧。打算放弃或灰心气馁之时,一个可靠的帮手可以陪你度过眼前的困难时刻。由于你身在其中,往往意识不到自己的进步,此时一个好帮手将助你看到它们。另一方面,你迟早要独立去执行这些步骤,才能完全康复。患者与其帮手必须提前认识到这一点,而且需要定期讨论如何过渡,这样才不会拖慢你独立自主的进度。

自助疗法的六大步骤

步骤 1　识别焦虑,找到诱因

　　　　(学会觉察惊恐发作的生理及心理症状,识别压力来源)

步骤 2　识别可能导致焦虑和惊恐发作的生活方式

　　　　(缓解压力、改变生活方式来降低惊恐发作的可能性)

步骤 3　控制惊恐发作

　　　　(学习控制和消除惊恐发作的技巧)

步骤 4　改变无效的思维方式

　　　　(通过识别、应对和学习来改变消极的思维方式)

步骤 5　降低对生理感觉的敏感度

　　　　(学会摆脱畏惧"正常"生理感觉的心理)

步骤 6　将习得的技巧付诸实践

　　　　(克服回避行为,更新生活方式)

六步计划

自助疗法的六大步骤概述如下：

第一步，了解自身特定的压力症状，并识别触发恐慌发作的诱因。重点要学习监测症状，这有助于分辨什么是惊恐发作引发的真正的焦虑症状，什么是其他原因引起的焦虑症状。

第二步，关注增加惊恐发作风险的潜在压力和生活方式。尤其是饮食、锻炼、睡眠和休闲等对心理健康特别重要的因素。

第三步，引入一些控制惊恐发作、逃避行为和其他焦虑症状的特殊技巧。学会控制这些症状有助于增强自信，从而对以往避之不及的状况应对自如。

第四步，了解导致焦虑症状的消极思维模式。毫无疑问，对自身感觉和外界事物的态度及想法影响着我们的感受和行为方式。通过改变态度，就可能改变我们对自己、对生活、对情感的一些感受，从而达到控制焦虑和压力的目的。

第五步，仔细梳理生理反应是如何触发恐惧想法，进而又提高惊恐发作风险的。准确识别这些生理反应将有助于降低它们带来的影响。

第六步，也就是自助疗法的最后一步，重点是在更广的范围内运用所学技巧去克服回避行为，开启健康的生活方式。学会控制焦虑和克服惊恐发作不仅仅意味着抑制症状，更重要的是让我们充分享受生活，而不是持续担忧下一次惊恐发作的来袭。

每一步介绍的结尾处都将回顾复习之前的内容，这将有助于我们监测自己的进展情况，同时更好地开展下一步骤。启动下一步前，建议反复阅读某些相关的内容并重新尝试做一些练习。

缓解焦虑的建议

开始执行这六大步骤之前，考虑以下几点可能会有所帮助。你可能会发现，在完成每一个步骤时，反复阅读本节是非常受用的。

正常焦虑与恐慌

本自助疗法旨在协助你战胜惊恐发作，不至于在购物、开车或银行排队时恐慌不已。有一点请牢记：在某些情况下，类似惊恐发作的症状也可能是完全正常的。例如，游乐场的某些设施（过山车等）也会刺激人们的情绪变化，虽然和惊恐发作的反应相似，但整个过程是令人愉快的。再如参与公共演讲或参加考试时，适当保持紧张情绪是正常而必要的，这将使你的表现更为优秀。规避真正的危险，例如躲避迎面而来的卡车，会引发正常的唤醒和恐惧症状，这是正常的，也是前面讨论过的战斗或逃跑反应的一部分。这些正常的反应不能与惊恐发作相混淆。即使你掌握了控制惊恐发作和消除焦虑症状的所有技巧，有些状况仍然会唤起某些强大的情绪。请牢记，千万不要把正常的焦虑反应贴上惊恐复发的标签。你的目标不是消除所有焦虑情绪。在管理焦虑和克服惊恐发作时，为自己设定切实可行的目标极为重要。

防止焦虑情绪和惊恐发作恶化

大多数人会发现，在惊恐发作初期就加以遏制，比全面爆发时试图治愈它要容易得多。

刚开始有惊恐发作时，及时运用习得的技巧就非常重要。如果能够及时地保持规律练习，这些技巧将可能自动发挥作用，从而让你越来越容易地阻止症状进一步发展。

结语

　　我太惊讶了，以前自己害怕做的事情现在竟然变得那么容易。自从我开始走出家门，我的生活方式有了很多改变。现在我可以开车逛逛、拜访朋友、接孩子放学、外出购物等，更重要的是，我开始找工作了。由于惊恐发作，我之前一直想外出工作却无法实现。我和丈夫的关系也改善了，不再像以前那样由于我过度依赖他而喋喋争吵了。我甚至固定周三晚上和女朋友们一起去玩音乐。真的感觉自己又活过来啦。

琼

　　在任何时候都要牢记：你是在为自己、为未来的生活方式、为关心自己的人努力尝试自助疗法。在这个过程中可能想要放弃；低潮期来临时，尝试想想克服焦虑和惊恐发作后，你的生活方式和人际关系会产生的积极向上的变化。

识别焦虑，找到诱因

　　长期遭受焦虑的折磨的情况下还需要去了解具体症状，这似乎很是奇怪。多数人自认为有能力分辨出焦虑症状和生理疾病引起的症状，但事实上两者总是被混淆。例如，惊恐发作时你一般会认为胸部疼痛或呼吸急促都表明身体出了毛病。虽然难以置信，但此类症状通常是由焦虑引起的。此外，在人们未感知到压力存在的情况下，焦虑症状也可能显现；这是因为急性焦虑可能是"突如其来的"，会让人坚信是生理疾病发作的结果。

　　在缺乏明显诱因的情况下惊恐发作反复出现（如胸闷、呼吸困难或幻觉感等）将会使人自认为患上了心脏病、中风或脑瘤。这让他们会反复做身体检查，通过多次抽血、进行心脏压力测试等方式来寻找病因。所以他们经常因为怀疑自己患有心脏病而住进医院。如前文所述，遵医嘱接受全面的医学检查相当重要，但一旦检查结果显示身体无异常，就可以确诊为惊恐发作或焦虑障碍。

确诊焦虑

　　那么我们该如何判断是惊恐发作而不是身体疾病呢？

　　一些特定症状规律性地同时显现被专业人士视为诊断依据之一。同样地，我们会根据自身规律性的体验来识别各种情绪。例如，愤怒情绪常常与脸红、下巴紧张、呼吸急促和敌对想法相关;沮丧情绪与注意力分散、思想悲观、睡眠紊乱和精力缺乏相关。当然,每个人的感受方式和感受强度各不相同。这种规律性体验因人而异,即使同一个人在不同的时间段都可能略有差异。然而,当一种情绪发展成为严重的问题时,特定的症状显现规律将足以可以作出诊断。

作为练习,尝试为自己描述一下你过去感到沮丧时的规律性症状。

你感到沮丧时的规律性症状:

1. _____

2. _____

3. _____

4. _____

5. _____

将这个练习扩展到焦虑情绪,就可以梳理出人们在紧张或焦虑时的常见规律性症状。牢记一点:每个人的症状都有差异,体验也会略有不同。

回忆上次惊恐发作的症状,在下表空白处列出主要症状。

你惊恐发作时的主要症状:

1. _____

2. _____

3. _____

4. _____

5. _____

以上清单完成后,尝试回忆最近三次惊恐发作的经历:是否每次都认为自己身体出了问题?是否对这些症状感到困惑?是否很快意识到是惊恐发作的结果?下次再出现此类症状时,记得告诉自己这是焦虑症状而不是严重生理疾病的征兆。

识别和监控焦虑诱因

在自助治疗的过程中有必要监控惊恐发作情况,这有助于你识别引发你惊恐发作的主要焦虑诱因。记录下你惊恐发作的情况,包括每次发作的时间、地点和触发点,给每一次发作打分(0—10 之间),0 代表"最弱症状",10 代表"最严重症状"。你应对每次惊恐发作的情况也使用同样的等级打分制(0—10 之间),0 代表"最差的应对",10 代表"最有效的应对"。表 3 列出了示例。

表 3　监控惊恐发作记录样例

日　期	发 作 情 境	焦虑症状 (0—10)	应对方式 (0—10)
5 月 4 日	在姐姐家做客	7	4　不得不离开姐姐家
5 月 12 日	在银行排队办理业务	8	2　慌忙逃离
6 月 6 日	外出遛狗	5	6　尽量遛完再回家
6 月 10 日	和妈妈通电话(被指责)	6	7　持续接电话,只是注意力有所分散

如果你随身携带智能手机,建议直接把发作症状输入手机,一旦发作就马上记下评级情况;或者也可以下载一些手机应用程序,定期监测自己的症状。

惊恐发作的常见场合包括:自驾车外出、乘坐公共交通工具、去大型购物中心或参与社交活动。此外还有些场合也会带来压力感。

焦虑的发生也会伴随一定的指向性,例如可能只在某些熟人面前而不是所有人面前感到焦虑。

你可以选用下面的空白监测表来监控未来几周的惊恐发作情况。(空白表格和其他步骤中运用到的监测表已附在本书结尾处)。如果愿意,你也可以添加栏目,写上你希望自己是如何应对类似状况的。在评估焦虑程度时,重要的是能够认清正常的焦虑范围。一般来讲,有些场合会令绝大多数人感到焦虑。例如,参加面试或发表演讲,产生一定程度的焦虑是意料之中的事。与你信赖的人沟通你的焦虑状况或许可以帮助你客观地认识这种正常范围的焦虑。

常见焦虑诱因

尽可能详细地记录自己焦虑的状况。这将有助于你找出可能引发你惊恐发作的因素。合并考虑多次发作状况,找到它们的共同点并找出具体诱因。下面列出了一些常见诱因,可以对照查看有几条与自己焦虑症状相关。

- **逃离困难。**对很多患者而言,无法轻易逃离的感觉可能会引发惊恐发作。此类情况常发生在购物中心、体育场馆、电影院或公共餐厅等人流密集的地方。

- **尴尬不适。**有惊恐发作问题的人害怕别人看到自己发作的痛苦表现,他们对此非常敏感。他们对失态的表现和无法自控的情况心存芥蒂。一旦开始经历惊恐发作,这种尴尬的心态会强化焦虑情绪的产生,进一步加重了发作症状。

- **难以获得帮助。**有焦虑障碍的人通常认为自己需要他人的帮助和支持以防惊恐发作突袭。尤其是那些认为自己身体有致命

表 4　惊恐发作症状监测表

日　期	发　作　情　境	焦虑症状 （0—10）	应对方式 （0—10）

疾病(如心脏病等)的人,更加觉得自己需要旁人的协助。有些患者发现,如果有一个信任的人在身边或是所处场所容易寻求到帮助(如医院和诊所),他们的焦虑就会减轻。

- **"我精神有问题"**。有时候患者认为惊恐发作是因为精神失常导致的,出现眩晕、精神恍惚等症状肯定是精神系统障碍,可能是中风或癫痫。这些灾难性想法加剧了焦虑,陷入恶性循环,最终引发一次又一次的惊恐发作。

- **失控感**。惊恐发作会让人产生失控感。他们产生恐惧感,担忧无法控制自己的行为,可能发疯、袭击他人或行为异常。有些场合(如拥挤场所)会加剧这种恐惧,因为旁人可以目睹一切。事实上,惊恐发作患者并不会做出伤害他人等危险行为,但这种恐惧和害怕出丑的忧虑感都会加剧焦虑。

请使用下面的表格来确认特定场合下可能会让你的症状恶化的诱因。你可以尝试回想当你感觉到焦虑的时候你脑海里反复出现的令你恐惧或担忧的事情,将其以同样的格式记录在另一张纸上,来确认哪些情况更容易引发灾难性的或无益的想法,最终加剧了你的惊恐发作。

表5 焦虑诱因监测统计表

场 景	逃离困难	尴尬不适	难以获得帮助	"我的精神有问题"	失控感
	☐	☐	☐	☐	☐
	☐	☐	☐	☐	☐
	☐	☐	☐	☐	☐
	☐	☐	☐	☐	☐
	☐	☐	☐	☐	☐

识别和监控回避行为

你可能会发现焦虑的存在会使得自己回避某些场合，或越来越抵触接近某些地方。那么回避的场合和活动都有哪些？请将它们记录在下表中。完成记录后，请评估你接近或进入这些场合时你的焦虑水平。同样使用"0—10"的级别标准，0 表示"无焦虑感"或"没有困难"，10 表示"极度焦虑"或"严重困难"。

表6 回避行为监测统计表

场　　合	焦虑等级（0—10）
	☐
	☐
	☐
	☐
	☐
	☐

步骤一　回顾

　　监测惊恐发作和逃避行为几天以后，你可能能够发现一些特定的运行模式。识别这些模式有助于将焦虑管理技巧运用到应对问题的过程中去。这最终将帮助你克服惊恐发作和逃避行为。

　　本章开头，要求你记录下自己感觉沮丧时的症状。接下来，再记录自己焦虑时的症状。是否可以发现自己惊恐发作和逃避行为发生的特定模式? 是否能够列出所有的症状? 下次遇到这些症状,试着对自己说: 这些反应可能只意味着我有点焦虑,而不是武断地下结论,认为自己精神失常、精神崩溃,或是得了什么严重的生理疾病。

第2个练习旨在确定哪一类场合和与其相关的恐惧感可能引发惊恐发作。你是否发现惊恐发作有着特定的时间(如在白天或夜晚)? 是否在应对某些特定场合时自己感觉比别人更困难? 哪些场合容易引发你的焦虑? 通过监测惊恐发作情况,你会发现一些可能导致你焦虑的诱因。例如,如果你在傍晚时分容易惊恐发作,那疲惫的身体状态可能是主要诱因。如果在晚间发作,那可能是因为入睡前回想了白天的烦心事或是临睡时咖啡喝得有点过量。此外,酗酒的戒断症状也可能会引发惊恐发作。

第3个练习旨在帮助你了解引发症状恶化的场景。要求你记录下最容易引发自己恐惧情绪的场景。你是否在某些特定的场合下更容易产生恐惧和担忧情绪? 都包括哪些场合? 克服恐惧和担忧的方法将在步骤四中详细讨论;在自助治疗的早期熟悉这些内容将有助于你坦然面对这些问题。

第4个练习旨在监控逃避行为并评估焦虑症状的严重程度。以这种方式评估你的反应将有助于你设定切实的目标来克服对惊恐发作的恐惧。在自助治疗进行过程中,一步一步由易到难地设立目标将帮助你逐渐克服对特定场合的回避行为。

尝试每周定时回顾自己的进步和这些监测表。进入步骤二之前,确保自己持续使用这些检测表的时间已超过一周。步骤二将聚焦于引发惊恐发作的生活方式因素。

勇于改变生活方式

压力与焦虑：恶性循环

紧张的生活方式会致使易感人群产生焦虑症状和惊恐发作。大多数人都能回忆起初次发作之前的一些让自己倍感压力的事。伴随惊恐发作，其中某些压力可能会持续存在或恶化加剧。焦虑症状一旦出现，任何日常生活中的问题都变得更加难以应付。于是，你也许会面临恶性循环：生活压力催生惊恐发作，惊恐发作加剧生活压力。比如，如果面临的困难与工作有关，那么你可能会以加班、节食、无视锻炼来应对。这种"解决积压工作任务"的尝试反而更容易触发惊恐发作。再如，经历惊恐发作之后与伴侣的争吵增多了，相处也更为困难。结果焦虑症状引发的恶性循环开启：紧张的人际关系使惊恐发作进一步恶化，惊恐发作又进一步强化了压力感。睡眠不足，休闲放松的时间匮乏，这都可能徒增压力，进一步加剧你的紧张程度。

这些日常压力往往会阻碍你的康复，尤其是当你缺乏控制症状的应对技巧时。加上饮食不佳、娱乐缺乏、睡眠紊乱等导致的压力性生活方式很可能会进一步减缓你康复的脚步。另一方面，人们无法在康复过程中避免所有的压力来源。可操作的方案是，尽你的最大努力增强对压力（难以消除的压力）的适应性来消除不必要的紧张情绪。我们在步骤六的末尾处添加了关于问题解决的说明。

　　步骤二是培养你对日常压力的适应能力。该步骤侧重通过简单的生活方式的改变来降低患上惊恐发作的风险,涉及四个方面,即锻炼、营养、睡眠和放松,这四个方面在降低焦虑、克服发作方面均起到了重要作用。

压力的分类：身心互联

　　将压力来源分为以下两类将有益于治疗效果。

- 第一类是精神压力,特点是伴随恐惧和忧虑。你可能过分担心工作、家庭或朋友;担心后续惊恐发作,担心自己需要搭乘公共交通或长时间排队等;
- 第二类是身体压力。这关系到身体健康。如果饮食不规律,睡眠不好,锻炼过少,就会带来身体压力,出现疲劳、亚健康、易怒等问题。身体疲惫或不适时更容易受到各种压力的影响,也更容易出现无力、头痛和肌肉痉挛等症状。

　　由于精神和身体的联系如此紧密,身体的不适感能够循环"反馈"信息,最终导致心理上的不适感。如图2所示。例如,如果你感觉精疲力竭,连日睡眠不佳,就更容易出现注意力分散和易怒症状。这反过来也将影响到你的自尊和自信,最终导致你焦虑或抑郁。对某些人而言,这种身体压力足以引起惊恐发作。

　　大家可能会发现,流感或其他身体疾病恢复过程中,往往会短暂经历一段情绪低落期,容易感到疲惫,充满压力。这是意料之中的,尤

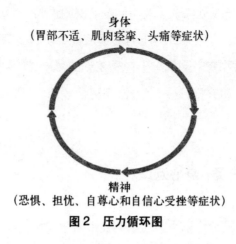

身体
（胃部不适、肌肉痉挛、头痛等症状）

精神
（恐惧、担忧、自尊心和自信心受挫等症状）

图2 压力循环图

其是在日常琐事较多,缺乏足够的时间保证身体康复的情况下。我们必须学会挤出时间,充分保障自己的身心健康,这绝对是一个挑战。

意识到身心之间的联系有助于缓解压力。就像长期身体疲劳会更易产生压力一样,改善身体健康也会协助提升抗压能力。许多人注意到,一夜好眠外加营养早餐足以确保自己高效完成一天的日常事务（无论是家务还是工作）。同样道理,如果睡眠不足又饥肠辘辘,人们就很难集中精力应付日常的一切。

目标：身体健康

如上,本文着重论述身体压力的四个主要方面（锻炼、营养、睡眠和放松）。其中一个或几个方面的改善也许有助于缓解压力。

锻炼

定期锻炼可以增强我们对压力环境的心理承受能力。锻炼可以很好地缓解紧张和无聊情绪,尤其适用于久坐不动和忙于工作的人群。身体健康的人比缺少锻炼的人睡眠状况更好。参与锻炼可以认识新朋友,帮助拓展日常活动范围。加入健身俱乐部或出入健身房,去游泳或打网球都可以让人更加健康。和新朋友相处有助于让你摆脱忧虑情绪,将注意力从焦虑症状上转移出去。

当然,个体的身体状况、耐力水平和锻炼方式存在差异。动力不足的时候,和朋友一起锻炼会既有趣又有益。也会有人更喜欢独自锻炼。开始锻炼时,确保所选择的项目是自己喜欢的,而不是为了完成任务而选择。如果想不到任何喜欢的项目,就尝试回忆一下自己更年轻更健康的时候是什么样子,如年幼上学时喜欢什么运动? 年轻时又钟情什么项目?

如果没有经常锻炼,就要避免过度劳累。从每天步行几分钟开始,过渡到较长时间的轻度锻炼。如果已经好几个月没有锻炼了,要在开始执行锻炼计划前先做一次全面体检。

以下几点建议可以帮助建立和保持锻炼习惯:

- 选择自己喜欢的运动方式;
- 确保着装合理,装备到位;
- 从轻度锻炼开始,逐渐过渡到更耗精力的项目;
- 如果适合,找个朋友一起锻炼;
- 坚持每天或隔天定点锻炼,养成习惯;
- 开始锻炼的前两周适当奖励自己;
- 允许定期锻炼期间的短暂中断,但建议尽快恢复锻炼习惯。

一旦你发现你的健康状况和压力耐受水平同时提升,将有助于维持积极的心态!

受惊恐发作困扰的人常常担忧锻炼可能引发焦虑症状。尽管锻炼可能会使身体发热、呼吸急促、心跳加快、大汗淋漓，但重点在于：这些是与机体活动相关的正常反应。因此，这些反应也许会使人联想到惊恐发作症状，可是这一切都与焦虑无关，因为这些是身体运动后的正常表现。这些身体感觉应该被视为健康而自然的正常反应。

如果你对启动锻炼计划感到犹豫，尝试每天做一些轻微运动，比如慢走也会使身体更加健康，机体的改善会缓解呼吸困难、心跳加速等情况。一旦你对自己的健康水平更有信心，就可能会决心启动一个更具活力的锻炼计划。要牢记的是，有规律的运动绝对比不运动好得多。

刚开始，离家外出的焦虑感可能会妨碍锻炼，尤其对于那些一直回避某些场合或是闭门不出的人而言更是如此。面对这样的情况，你可以选择朋友或家人陪伴左右，如果找不到伙伴，就尝试在家适量运动，直到自己建立起足够的信心，准备好迈出家门的那一天为止。

营养与药物

我们可以看到，身体健康与心理健康密切相关。根据身体需要合理饮食是克服压力的第一步。如果你的饮食常常不规律，请尽量纠正，规律饮食可以保障血糖水平的稳定。血糖水平大幅波动往往会产生类似焦虑的症状。

饮用过多的咖啡、茶、可乐，或是使食用较多巧克力、含咖啡因等刺激性成分的食品，常常会使人产生兴奋感，从而增大惊恐发作的风险。饮用咖啡或茶并不是只有过量才有风险：如果个体对此类刺激性食物十分敏感，即使摄入正常量，也可能会带来可怕的后果。

尼古丁是一种能增加焦虑水平的强效兴奋剂。抽烟的人如果选择戒烟将会对身心健康产生显著的有益影响。如果你烟瘾较大难以戒除，请尝试求助健康管理专业人士。专家可以推荐合适的戒断计划来避免不适（可能会加剧焦虑）症状。

酒精显然是可以引发惊恐发作的重要因素。及时监测你的酒精摄入量，并确保其远远低于警戒标准（根据性别和体重设置的常规指标），这对康复至关重要。目前可参考的最高标准是每周 14 个标准单位（男女通用）。

综上，请参考下列建议来养成健康的饮食习惯：

- 确保食用足量的水果和蔬菜；
- 每天饮用足量的水；
- 如果有减肥计划，请循序渐进，避免突然节食；
- 按点吃饭，避免长时间不进食；
- 限制每日茶和咖啡的摄入量；
- 保持酒精摄入量低于警戒标准；
- 建议吸烟人群求助专业人士协助戒断烟瘾；
- 避免摄入含刺激性成分的药物（专业医生开具的药物除外）。

睡眠

多数人每晚需要保证 7—9 小时睡眠。也有人需要的时间少一些，还有人需要的时间多一些。即使同一家庭的各个成员对睡眠的要求也会大不相同。睡眠不足或睡眠过多都会使人感到疲惫、易怒，难以应付日常生活。人们在早上和晚上的状态也有差异。有的人在深夜时分更容易集中精力,工作效率也更高;有的人反而在清晨工作得更为舒心。每个人的睡眠深度也不尽相同。有的人喜欢长时间不间断的睡眠,但也有人习惯于定时起来去趟洗手间或喝点东西;但这两种人都会认为自己的睡眠质量不错。有的人整晚都睡得很香,也有人听到一点声响就会惊醒。有的人在睡梦中翻来覆去,也有人睡得纹丝不动。

睡眠周期和习惯是个体养成的,如果想在短期内改变是非常困难的(虽然不排除其可能性)。重要的是每个人都有自己的睡眠习惯,入睡时间、睡眠深度或睡眠长短都没有固定的标准。关键是你睡醒之后是否感到神清气爽。如果没有,那你可能需要仔细梳理自己的睡眠模式。例如,入睡和保持睡眠深度是否困难?是否常做噩梦或夜间突然醒来?清晨是否醒来得太早?如果上述任意一个问题的答案是肯定的,那你就需要记录自己的"睡眠日记",这将帮助你准确发现症结所在。

表7提供了一个睡眠日记范例。依照范例,每天早上记录自己的精神状态,在10分制表格上给打分,0分表示"状态极差",10表示"状态极好";还需要记录哪些方面存在问题,这将有助于找到解决问题的方法,从而提高睡眠质量。

表7　睡眠日记样例

日　　期	睡 眠 质 量	问 题 范 围
6月3日	6	被雷声惊醒,害怕打雷闪电
6月4日	4	入睡前饮水过多
6月5日	2	担忧工作,无法入睡

有一些基本策略可以帮助你提高睡眠质量。每个人可能都有自己的方法来保证睡眠质量,这里列举一些常规措施:

- 睡前避免剧烈运动、避免过于集中精力;

- 睡前洗个放松的热水澡;

- 睡前喝杯热牛奶,禁咖啡;

- 睡前严禁饮酒;

- 睡前听音乐或进行放松的活动;

- 睡前尝试甩掉白天的烦心事和压力(第二天早上再去考虑这些);

- 进行放松练习或使用相关手机 App(参见下面"放松"部分的论述)。

放松

花点时间放放松,参加令人愉快的活动对保持幸福感相当重要。每周找时间放松,给自己充充电是十分必要的。

每个人都有自己喜欢的放松方式。对有些人来说,冥想也许是最好的放松方式;对另一些人来说,看场电影则可能更容易放松;还有些人会选择去海滩漫步,从事园艺或去河边垂钓。有的人喜欢每天花很短的时间来休闲放松一下,也有的人喜欢把时间积攒在一起,每周一次性地享受长时段的自在。无论怎么选择,不管是按天还是按周,只要是能够有规律地安排时间让自己做点喜欢做的事情放松一下就好。

在选择放松活动时,要确保这些活动是你真正喜欢的,而且你参加这些活动并不是为了取悦别人。以下图表可以用来提醒自己喜欢做的事和参与活动的频率。这可能包括很久都没做的事、每天都会做的事或是偶尔才会做的事。

表 8　放松性的活动频率记录表

放松性的活动	活　动　频　率
1.	
2.	
3.	
4.	
5.	

　　另一种放松的方法是使用一种被称为渐进式肌肉放松的技术。如果经常练习,这种锻炼将有助于减轻肌肉紧张和其他压力症状。这项技术包括逐步收紧和放松身体的主要肌肉群,同时保持你的呼吸速度缓慢。表 9 描述了如何进行练习。

表 9　渐进式肌肉放松技术

- 找一个能够平躺的舒适又安静的地方,确保 20 分钟内不会被打扰。如果有同住的人,请告知他(们)你不愿被打扰,尽力找时间独自待在安静的房间里;
- 闭上眼睛,专注呼吸,保持呼吸缓慢平稳。呼气时对自己说"请放松";
- 保持右脚绷紧,并拢脚趾朝下。感受一下这种紧绷,然后呼气时慢慢放松,同时对自己说"放松"。绷紧你的右侧小腿肌肉,感受一下紧绷的感觉,然后呼气,慢慢放松;
- 以同样的方式运动其他身体部位:左腿、臀部、背部、腹部、胸部、肩膀、左臂、左手、手指、右臂、右手、手指、颈部、下巴、嘴唇、眼睛和前额,绷紧和放松每一组肌肉的方式同上一步;
- 确保身体的大多数部位都完成了绷紧和放松的过程。如果有些部位仍感到紧张,就多花些时间放松肌肉;
- 慢慢睁开眼睛。尝试在白天(晚上或入睡前)保持肌肉放松的感觉。

以上训练每天至少需要练习一次才能保证效果。如果做到每天两次，效果会更明显。多数参与者表示，2—3周的规律训练过后，效果明显。训练一旦启动，就要锁定一个时间段，保证能够长久稳定地完成训练。最合适的时段通常是清晨苏醒后或是晚上临睡前。建议使用本章末尾处的"自我监控表"来提醒自己保持练习的规律性。（本书附录中也含有相应表格）。

某些用来放松自我的 App 和在线程序可以帮助你学习相关技巧。如果你选择使用它们，也请试着某些时候不用它们，使自己能主动独立地去练习。

掌握这个技巧后，可以试着在无法完成全部练习的情况下做小小的放松练习。即使是在公交车或火车上，也可以闭上眼睛、放慢呼吸、默念"放松"，随后稍微绷紧手脚，再轻轻地放松。通过训练，这种小型的放松练习几乎和完整的练习同样有效。

步骤二　回顾

　　在步骤二中，我们已经列举了一些方法用来改善机体健康，从而降低焦虑情绪产生的可能性。读完本章，请尝试回答以下关于生活方式及如何改善它的问题。

- 近期你是否有规律地完成了练习？如果没有，你可以着手开始做哪一类的规律性练习？

- 你的食量是否正常？饮食是否规律？是否减少了咖啡、茶、可可的摄入量？是否开始实施戒烟计划？是否保证饮酒量正常？是否存在入睡困难或睡眠较差的情况？清晨是否很早就醒来？如何改善自己的睡眠质量？

- 是否有足够的时间娱乐和放松自己？如果没有，能否修改一下日程表，多腾出一点时间来？

- 什么时间方便你进行渐进式肌肉放松练习？如何确保每日一次进行规律练习？（每日两次效果更佳）

改变生活方式，让它不再充满压力，这个过程可能需要几周甚至几个月的时间。可能存在一些障碍。然而，如果可以做到从点滴改变入手，更大改变就不会那么难以实现了。切忌试图迅速改变现有生活方式的诸多方面，要允许出现暂时的中断和干扰。重要的是要认识到：困难和挫折都是暂时的，应尽快恢复原有练习，将计划执行到底。

表 10 肌肉放松练习自我监测表

有效等级 0—10（0 级：无效果，10 级：极为有效）

	周一	周二	周三	周四	周五	周六	周日
上　午	☐	☐	☐	☐	☐	☐	☐
有效等级	☐	☐	☐	☐	☐	☐	☐

评价：

	周一	周二	周三	周四	周五	周六	周日
下　午	☐	☐	☐	☐	☐	☐	☐
有效等级	☐	☐	☐	☐	☐	☐	☐

评价：

控制惊恐发作

在步骤二,主要介绍了如何通过改变生活方式来降低压力水平。我们讨论了改善身体健康状况可以缓解压力症状,降低惊恐发作风险。生活方式的改变是一个过程,如果决定开始实施自助治疗计划,想要克服焦虑症状,就必须持续性地努力改善个人的睡眠、饮食、锻炼习惯和放松方式。像习得任何新技能一样,学习控制惊恐发作可能需要一段时间,要求付诸大量实践才能体现出这些应对技巧的效果。需要牢记的是,对焦虑症状的控制能力提升将有助于你重新融入某些社会活动中去(这些活动可能是你之前刻意回避的);另一方面,这也将有助于你的身体健康,让你摆脱压力和焦虑困扰,从而步入良性循环轨道。

步骤三将主要介绍控制焦虑症状的具体方法。大家可能已经熟悉了某些应对技巧,对另一些则比较陌生。通过定期训练,你将完全有能力预防轻微的恐慌症状,控制好轻度惊恐发作症状。

控制呼吸过度(过度换气)

呼吸急促一般有以下几个原因:身体发热、剧烈运动,或突发性休克之后。在以上情况下,呼吸加快完全是正常反应。但是,有些人却养成了过度呼吸的习惯（尤其是感到紧张或担忧之时）。如前所述，过度呼吸容易引发惊恐发作。一旦发作，呼吸就变得困难而不规律，导致"过度换气—惊恐发作"的循环模式开启。本书第一部分第三章讲述了过度换气会改变血液中的气体平衡从而引发不适。如果放慢呼吸速度，血液中二氧化碳的含量会提高，不适感就可以得到缓解。控制好过呼吸可以降低兴奋度，缓解焦虑，避免触发惊恐发作。

这里主要关注两种增加血液中二氧化碳含量的方法，用以预防惊恐发作。建议尝试选用某一种（或同时使用两种）来控制惊恐发作。

慢式呼吸

第一种应对技巧的使用只需要几分钟时间，且不受地点限制。有一些 App 可以协助你掌握如何放慢呼吸。这个练习的目的是要将呼吸频率降至每分钟8—10 次（当你焦虑情绪爆发时）。通过规律性练习，学会将呼吸频率保持在正常水平，将有助于你在经历惊恐发作时控制好呼吸频次。

首先进行"腹式"呼吸练习。一只手贴在腹部，每次吸气时轻轻伸展腹部肌肉，尽量保持胸部和肩部稳定。如果必要，请使用镜子来确保肩部稳定不动。这种方法可预防呼吸急促。

熟悉腹部呼吸之后，正式的练习开始。先从关注呼吸开始。尝试着不去控制呼吸频率，专注于呼吸的感觉。如果思绪游移到其他方面，请将注意力逐步转移到呼吸上来。

随后，下一次吸气时，请屏住呼吸数到十（10 秒钟）。不要刻意做深呼吸。如果数到 10 难度较大，可以先尝试数到 8。

接下来慢慢地呼气。

> 继续吸气，默数到 3；然后呼气，默数到 3。保持吸气和呼气时间相同，尽量不做深呼吸。试着调整呼吸节奏，吸气和呼气时间都维持在 3 秒钟。
>
> 依照这个频率呼吸至少一分钟。
>
> 如果还是感觉焦虑不适，请再次尝试屏住呼吸 10 秒钟，重复以上呼吸练习，直至不适感慢慢减弱为止。

如果经常练习（每天五六次），你就可以随时控制呼吸。可以把这个练习当作"私人游戏"，在乘公交车时、等红绿灯时或是闲暇时段都可以玩一玩。它有助于控制焦虑，避免它进一步恶化为惊恐发作。

纸袋式呼吸

第二种控制呼吸过度，增加血液中二氧化碳含量的方法，就是限制进入肺部的氧气量，让你吸入一部分已经呼出的空气。（别担心：你还在吸入充足的氧气！）这种方法不像放慢呼吸法那样需要大量的练习，但显然在公共场合不太容易使用。

> 当你感到焦虑时，请用一个小纸袋盖住口鼻。双手紧贴脸颊，使小纸袋稳稳地套在口鼻之上，尽量避免空气流出缝隙。
>
> 慢慢地、有规律地吸气。保持在纸袋的覆盖下正常呼吸，直到焦虑感减弱，呼吸恢复正常为止。
>
> 也可以用双手来捂住口鼻，然后慢慢呼吸。

要想运用这个技巧，就需要在手提包或口袋里随身携带好纸袋。

如果在私人场所,可以选择使用纸袋;如果在公共场合,用双手来代替显然是更佳的选择。这个方法将协助你的身体迅速恢复血液中的气体平衡,从而达到控制焦虑的目的。

注意力转移技巧

将注意力集中在发作症状上通常会使情况更加糟糕,惊恐发作的程度也更严重。一些技巧可以用来协助你摆脱焦虑感。每个人也许都有各自的小妙招。这里列出四种被检验过的比较有效的策略,可以试试看哪一种最适合自己。

1. **橡皮筋技巧**。在手腕上松松地戴上橡皮筋。开始感到焦虑时,拉拽橡皮筋,松手使其弹回手腕内侧。通常,短暂的疼痛感足以让你将注意力从惊恐发作中转移出去,从而争取到了时间,让你可以开始使用一些其他控制焦虑的技巧(如慢式呼吸)。有时,单单使用橡皮筋就足以克制惊恐发作。

2. **数数**。有些人可以通过数数转移注意力,让自己不过分关注惊恐发作的症状。尝试数一数马路上驶过的红色小汽车有几辆,旁边高楼上的窗口有几个或是在心里默默地计算乘法算式。使用数数来分散注意力的具体方法还有很多。

3. **想象**。想象自己处于愉快环境中,远离生活烦恼,会感到特别放松。一旦发现早期焦虑迹象,请试着根据记忆、影片或书本来想象出一个愉悦的场景。比如,尝试想象在暖暖的夏日海滩上驻足,在美丽的公园里散步。也可以想象一个对自己而言尤其特别的场景,尽力附加上真实的细节(声音、影像、气味等)。反复练习想象同一场景将会在紧要关头派上大用场。

4. **理智分析技巧**。还有一种分散注意力的方法是理智地正视焦虑症状,即以客观的态度来认可发作症状。例如,焦虑感产生时,记录下你体验到的所有症状和恐惧感，评估其严重程度。此种方法适合某些人群，他们可以与自己的体验保持一定距离，进行"自我检查"并记录。此时惊恐发作被视为一种外部的客观存在，而不是控制着自身的病症，完全可以从旁观者的角度去审视它。

一些简单的日常活动(如与朋友通电话、收听广播或观看电视)都有助于在惊恐发作时分散注意力。还有一些其他的技巧来自正念冥想，最近在治疗焦虑和恐慌方面越来越流行。其中之一就是通过记录和描述(自己)正在经历惊恐发作时的视觉、听觉、味觉、嗅觉和体感来加深对周围的环境的了解。正念冥想还包括用几分钟时间专注在自身呼吸或周围事物上。有几个 App 和在线程序可以指导进行此类冥想，这将需要一段时间来进行练习。

应对惊恐发作的技巧汇总

当感到焦虑时，学习最适合自己的技巧尤为重要，只有这样才能更好地应对困难、培养信心，才能理解如何与焦虑斗争到底。请列出自己尝试过的技巧并评价其有效性，分项打分，满分为 10 分。这种做法将有助于你筛选出将来要选用的技巧。

在随身携带的小卡片上写下所有能帮助自己控制惊恐发作的技巧是大有裨益的。这样做能够及时提醒自己感到焦虑时应该如何应对。

如下所示，在小卡片上尝试记录某些技巧。

- 屏住呼吸 10 秒钟。
- 做慢式呼吸练习；专注数数。

或者是:

- 拉拽手腕上的橡皮筋。
- 用纸袋盖住口鼻;缓慢地呼吸。
- 想象愉悦的场景。

开始感到焦虑消退时,请试着在你惊恐发作的地方再待一会儿,慢慢让自己继续刚才被打断的行为。例如,如果你在购物中心惊恐发作,症状缓解后请试着在那里再待上一段时间,即便只是漫无目的地慢慢走动。因为惊恐发作后的回避行为可能导致你难以再次接近类似场合。如果能完成上述要求,请奖励自己一下,比如犒劳自己去做想做的事情,作为对自己的肯定。

步骤三 回顾

步骤三描述了一些预防和控制恐慌发作的重要技巧。通过定期练习这些技巧,你可以更好地克服焦虑症状,恢复之前回避的日常活动。当然,结果也可能是:尽管你练习了这些技巧,还是产生焦虑症状。偶尔产生惊恐发作和焦虑症状在康复过程中是正常现象。请尝试把焦虑症状的反复当作是小挫折,这将促使自己加强练习和改进技能。请反复告诫自己:你正奔跑在康复的道路上,偶尔摔个跟头并不意味着回到了原点。

回顾你在步骤三中取得的进步,请回答以下问题:
- 你是否能做到减缓自己的呼吸频率?
- 你是否定期练习来改善呼吸习惯?

- 你是否清楚哪一项技巧最适合自己？

- 你是否在小卡片上记录了有用的技巧，并在必要时使用它？

- 你是否能做到在惊恐发作时，留在原地不回避，并至少待到焦虑消退时？

　　如果你的答案都是肯定的，那就说明你已经准备好可以进入下一步骤了。步骤四将介绍容易导致焦虑和惊恐发作的思维方式。

步骤四
改变无益的思维方式

　　大多数人都有过这样的经历：有时会极度担心健康、家人、朋友、工作、生活开支或未来发展。产生担忧情绪是很正常的，这有助于我们预见困难并着力去解决它。但是，过度的担忧就是个麻烦了，可能会妨碍人们乐观积极地看待问题。如果忧虑变得强烈而持久，身体就会产生反应，如肌肉紧张、发汗、反胃、口干等。对某些人来说，紧张感加剧可能会引发惊恐发作。如前文所述（第一部分的第三章），焦虑症状本身往往会引起你对自身健康状况的担忧，进而产生对严重疾病的恐惧感，最终又加重了焦虑。

　　步骤二中，大家已经了解到：身体因素（如疲劳、亚健康）能够增大压力并加重焦虑；身心间固有的联系表明睡眠缺乏、饮食不佳等客观因素会降低身体对抗压力的能力。步骤三论述了过度换气是如何引发惊恐发作的，并介绍一些应对焦虑症状的方法。步骤四中，将探索如何处理焦虑情绪，怎样克服消极思维模式，从而降低惊恐发作风险。

　　解读和管理消极思维模式一般要经过三个阶段。第一阶段是学会识别消极想法；第二阶段是学会如何挑战它们；第三阶段是变消极为积极，用更具建设性的想法来削弱不必要的焦虑感。图3简单总结了以上三个阶段。

```
        1. 识别消极想法
            ⇩
        2. 挑战消极想法
            ⇩
        3. 确立积极态度
```

图 3   克服消极想法步骤

识别消极想法

人们对体验、情境和感觉的看法会影响到自身的情绪状态。例如,如果你认定自己将在购物中心遭遇惊恐发作,那么每次购物都会让你紧张兮兮。正如本书第一部分提及的,这被称为**预期焦虑**(anticipatory anxiety),会大大增加惊恐发作风险。一旦真的发作,当事人就会对预期焦虑深信不疑,认定焦虑是难以避免且无从掌控的。结果自己给自己输送了消极的信息:我早就警告过你结果会如此!

这样一来,我们的思维、想法和信念都可以引发不愉快的情绪(如焦虑、愤怒或抑郁)。由于这些情绪让人不快,我们便会回避我们预期中自己会体验到这些情绪的情境。其实焦虑并不是由真实的情境或事件本身,而是由我们对它们的看法与预期引起的。

多数情境都可以用不同的方式来解读。我们可能已经习惯于采用容易引发焦虑的思维方式。尝试换一种解读方式(客观真实的方式)来认识某些情境,这将有助于缓解焦虑反应。

消极思维方式的例证列举如下:

"我敢肯定:只要踏进任何一家百货公司,我就会惊恐发作。"

"我肯定要晕倒了,也没人会帮我的。胸口痛一定是心脏病发作。"

"我马上就要死了。"

"我在这里发作一定会成为笑柄的。"

"一旦我惊恐发作,谁也无能为力。"

诸如此类无益的想法可能会反复出现在某些情况下。这些"自动的"想法在的脑海中突然出现,有时甚至是下意识的。这就好比大脑中藏着一位评判员,是他指使黑暗和厄运降临。这种消极的情境解读方式会影响到诸多方面,包括成长环境、社会生活及对他人的预期等。

这些想法都存在过度概括的毛病。例如,在公交上经历过惊恐发作后,你会认为自己乘坐任何交通工具都会相当危险。这个想法引发了恶性循环:你回避预期中容易让你产生焦虑和恐惧的场合,也就无法测试这个想法,无法发现它的不合理性。如果选择远离百货公司,就很难再确认自己在类似场景下是否真的还会经历惊恐发作,此种恶性循环成功地将你禁锢住。

表11列出两种消极想法及其发生的情境。请在表格空白处填上自己经历惊恐发作后的消极想法。

表11　消极想法记录样例

情　　境	消　极　想　法
百货商店购物	我无法控制焦虑
理发店里剪头发	我如果发作了逃不出去怎么办?

消极思维方式样例

消极或错误的思维方式都将增加焦虑水平，使人感到沮丧不已。以下是阿尔伯特·埃利斯（Albert Ellis）观察到的一些错误思维方式样例。阿尔伯特是一位专门研究挑战消极思维方式的治疗师。请对照查看你自身是否也存在这些思维方式。

1. 非黑即白。评判事物要么是成功要么是失败，两者之间完全不相容。例如：如果在购物时出现任何焦虑症状，那么情况就完全无法控制。

2. 以偏概全。如果某种场合下自己情况不佳，那么任何类似场合中都会这样。例如：我在火车站感觉焦虑，那么搭乘任何公共交通工具时都会遭遇惊恐发作，哪里也不能去了。这可能会导致回避行为，让你陷入恶性循环。

3. 夸大事实。刻意放大不愉快的经历，关注消极方面。例如：我主持了一个会议，处理了文案工作，然后一个文件夹找不到了，我有些慌乱。这一天真是太失败啦。

4. 高估失败，低估成功。例如：能成为一名优秀的记者又能怎样呢？我一无是处，因为焦虑时刻伴随着我，其他人都觉得我是个彻头彻尾的失败者。

5. 不合理期待。给自己设置不切实际的目标，不允许自己犯错。例如：练习完所有焦虑管理技巧，我就一定不会再发作，下周就能康复啦。

6. 过度揽责。对别人的反应充满自责。例如：这次聚会都是我的错，肯定是因为我惊恐发作，让我的家人感到不安了。

7. 胡乱猜测。在没有核实事实的情况下，就作出判断，或自我揣度他人的想法。例如：我一发作，他们肯定认为我犯傻了；我确信如果自己开车过桥，一定会惊恐发作的。

8. 灾难性思维。一旦产生焦虑情绪或惊恐发作，就认为会产生灾难性后果。例如：惊恐发作将伴随一生，我将孤独终老，郁郁而亡。

人们可能会无意识地运用上述各类消极的思维方式。这些想法会转变为一种习惯，迅速占领大脑，人们根本意识不到源头在哪就已经开始变得焦虑不安。

每次感到哪怕一点点的不安或焦虑时，都要对自己说：先停一停。随后试着准确地评估到底是哪些想法引起了不适感。看看自己的消极想法是否源于近期发生的什么事件？能否发现自身消极思维的独特模式？

挑战消极思维

识别出自己的消极思维习惯后，下一步就是学习如何将这些消极想法转变得更积极、更具有适应性。这需要以批判的眼光看待它们，重新思考这些想法的准确性。这里建议三种挑战消极思维模式的方法。

1. 质疑消极想法产生的相关依据。

评估一下消极想法完全正确的概率是多少。例如：如果想挑战"如果去百货公司，我肯定会惊恐发作"这一想法，就需要思考是否自己身处所有的百货公司都会引发惊恐发作。自己是否获得什么证据可以表明在某种场合下一定会有发作？回想自己在购物时是否发作过，抑或只是轻微症状？另一种质疑消极想法的方法是确认自己对自己的期望是否不切实际。你是否预期自己购物时永远不会再惊恐发作？

2. 查验多种可能性之后再下结论。

在确认对自己或对某种情况的消极解读正确无误之前，请考虑先换一种方式去解释。例如，如果感到"不舒服"、轻微头晕、虚弱或发热，先尝试着考虑其他原因：是否因为你久坐后突然起身而感到头晕？你的情绪是否有些激动？房间是否太热了？是否还有其他因素（剧烈运动、炎热天气、身体疲劳、病毒疾病等）也可能让你产生类似的感觉？

3. 听取他人的不同意见。

此法非常有效，尤其是在他人能够准确描述某个事件的情况下效果更为明显。亲朋好友、公司同事常常可以提供帮助，从不同的角度来看问题，也许会更加真实准确。

尝试通过完成表 12 所示的练习来挑战自己的一些消极思想。请看表中的两个例子。接下来选择三个近期自己感到焦虑的样例。描述你当时身处的情境和产生的消极想法。然后尝试使用"质疑相关依据"和"查验多种可能性"的方法来挑战这些消极想法。进行挑战过后，你是否注意到自己的焦虑水平发生了变化？

变消极为积极

前文中提到，自身的消极想法将降低应对不同场景的能力，继而引发焦虑和惊恐发作；挑战消极的思维模式将不断质疑自己的忧虑情绪，从而达到缓解焦虑的目的。下面将介绍如何变消极为积极，如何以积极的态度来代替不适和无助的想法。

与其去关注可能引发焦虑症状的悲观的、忧虑的想法，还不如勇敢地作出改变，能对自己有说点什么吗？大多数人想说："我还能应付得了吧。"或是"我还凑合"。如果下一次再遭遇不适，是否能多鼓励自己一下呢？请参考样例（表 13），再添加几条自己感到不适时的积极的想法。

表 12 挑战消极想法

情 境	消 极 想 法	挑 战 性 想 法
炎热的白天到超市购物,我开始出现惊恐发作症状	我好不了的	天气太热,我有赶得太急。下次我可以慢一些,选一个人少的时段再来。半路上可以喝点东西歇歇。我已经进步了不少,坚持下去我一定可以痊愈
到亲戚家做客。大家在热烈讨论问题,我突然感觉眩晕,心跳加速	我犯了心脏病	我已经做过全身检查,心脏没有问题。离开这里后我就会好的。我一定是兴奋过度了。如果我有心脏病,我不会这么快就感觉好起来的

表 13 积极想法记录

情　境	积　极　想　法
百货公司	我可以掌控焦虑情绪
理发店	做个新发型是挺开心的一件事
_____	_____
_____	_____
_____	_____
_____	_____
_____	_____

　　尝试下面的三步，回想上一次遭遇焦虑或惊恐发作时的情境，回忆当时脑海中的消极想法。首先请描述一下当时的情境。

　　情境描述：_____

_____

_____

　　接下来请写下当时的消极想法，无论是关于自己的还是关于情境的，都记录下来。

　　消极想法：_____

_____

_____

　　你能对自己说点什么来挑战消极想法呢？尝试步骤四中介绍的技巧，多多质疑自己之前的判断。如何说服自己、当时的消极想法不可信呢？

　　挑战性想法：_____

_____

_____

既然已经挑战了消极想法，你是否注意到自己的焦虑情况有所好转？是否感觉原来的消极想法不那么可信呢？如果答案是肯定的，那么最后一步就是用积极的想法来替代它们，帮助自己应对不适的状况。你将如何鼓励自己呢？

积极的想法：_____

_____

_____

乍一看，这个练习似乎有难度。但是通过实践，你可以更有效地识别和克服消极想法，并最终对你自己和你所做事情抱有更有益更积极的想法。可以尝试评估自己在挑战消极思想之前和之后的焦虑程度。请使用监测表来帮助自己继续练习这一技巧。（书附录中列出了额外的空白表格。）

克服消极想法的其他方式

你是否经常这样认为：自己能够给别人提出应对压力的好建议，却不能解决自身的问题。可以试着给自己提提建议，把自己当作一个好朋友来看待。对于向你寻求帮助，希望得到关于缓解焦虑和惊恐发作的人，你会怎么开口呢？

还可以尝试去回想自己认识的某个人，他（她）非常善于处理困境，总能够看到光明的一面。这个人会如何看待你觉得困难的局面？这个人又会产生何种积极的、鼓励性的想法？有时候，设身处地地换位思考（特别这个换位的对象对生活抱有积极的态度时）就能帮助自己换个角度来看问题。

可以选择一个和自己亲近且相互了解的人一起来评判自己的某种想法。培养自己习惯于和他人讨论自己感到紧张焦虑时的应对方式。一个搭档可能会即刻发现你的消极情绪，而你自己可能还远远意

表 14　克服消极想法自我监测表

焦虑等级 0—10（0 表示毫无焦虑感，10 表示极为焦虑）

日　期	消极想法	焦虑等级	挑战性想法	积极想法	后续焦虑等级

识不到。这么做可以帮助你在应对困难局面时换个角度看问题，从而作出客观的判断。千万不要对自己和所遭遇的场景持续进行消极的解读。相反地，要逐渐养成从不同角度看问题的好习惯。

使用提示卡是一种有效方式，可以用来提醒自己建立积极的、鼓励性的思维模式。这些小卡片可以放在钱包里，一旦感觉自己陷入消极思维中就随时取出来阅读。在每张卡片上写下一个积极的想法，尽可能多地使用所需的卡片。当你觉得有必要提醒自己树立积极心态时，就读这些卡片。在外出购物、乘坐公共交通工具等情境下，只要感到不适，就可以使用这些卡片。通过反复练习，这些积极的想法会嵌入你的内心深处，成为"新的本性"，到那时你可能就不再需要去使用这些卡片了。

步骤四　回顾

完成本文的练习后，可以更好地认识自己的消极想法，挑战它们，变消极为积极。思维方式是可以逐渐习得的。与其他习惯一样，需要长时间的练习才能有所改变。克服每一个消极的想法之后奖励自己是非常有效的方法。每次当你"积极思考"并成功克服自身的焦虑情绪的时候，试着好好奖励自己一把。

请回答以下问题来回顾自己已经取得的进步：

- 你是否能够识别可能导致焦虑和惊恐发作的消极想法？
- 你是否可以有效挑战自己的消极想法？
- 你能否用积极乐观的想法取代消极想法？
- 你是否在感到焦虑时使用一系列提示卡片？
- 你是否定期使用提示卡？

如果对以上问题的回答是肯定的，请继续实施步骤五。下一步将解释如何应对身体感知到的焦虑情绪。

步骤五

恰当应对生理感觉

对于经历过惊恐发作的人来说,某些生理感觉会让他们感觉自己已陷入焦虑。这对身体感觉的关注如果比较严重或长期存在,可能会引发更严重的惊恐发作,从而形成了恶性循环:生理感觉引发惊恐发作,而惊恐发作也强化了对生理感觉的关注。

你是否注意到,身体感受的某些变化(如走路时心跳加速)会使自己担心可能患上了惊恐发作? 如果答案是肯定的,那么你和很多人一样,害怕产生"正常"身体感觉,将其误认为是惊恐发作逼近的信号。

哪些生理感觉会让人联想到焦虑症状呢? 请在下面的空白处列出自己认为会导致焦虑和恐慌的因素:

1. _____

2. _____

3. _____

4. _____

5. _____

你会回避哪些可能产生生理反应的日常活动? 由此,许多常常经历惊恐发作的人会回避剧烈运动和有规律的锻炼。例如,轻快的散步可能会导致短暂的呼吸急促。但缺乏锻炼也会使身体素质变差,从而降低了抗压能力。

频繁经历惊恐发作的人在与他人(家人、朋友或同事)进行略带压力感的互动时,会变得较为敏感。争论和分歧会引起情绪激动,致使面部发红、呼吸急促、口干舌燥。这些感觉与惊恐发作症状非常类似。为了避免以上情况的发生,他们面对朋友家人时更容易"让步",向对方妥协,避免争执以求得太平。这种不自信的行为可能会成为习惯,引发个人生活和社交活动中的其他问题,例如在有必要坚持的情况下仍然放弃为自己辩护的情况等。

要打破这种负面影响,重要的是需要识别出与他人交流时让你感到想要退缩,避免让自己感到不安的情境。请在下面表格的空白处列出一些你与他人交流时,担忧某种生理感觉会引发惊恐发作的情况。

活　　动	生　理　感　觉
1.	
2.	
3.	
4.	
5.	

积极应对正常的生理感觉

为了协助克服对正常身体反应的恐惧,这里推荐两种有效的方法。如果可以按照这两种方法进行练习,你就能够发现这些正常的生理感觉再也不会激发你的焦虑情绪了。

脱敏法(即暴露法)

第一种方法是让自己在控制焦虑水平的同时体验到正常的生理

刺激。如果反复产生同样的感觉而未导致任何负面影响，焦虑情绪就会消退。在步骤三中，讨论了一种呼吸技巧，旨在帮助控制焦虑和惊恐发作。这一技巧同样可以协助克服对生理感觉的恐惧。

回顾一下你所担忧的生理感觉，是否能够想到如何能让自己产生这些感觉？下表列举的是某些可能会让你联想到惊恐发作症状的生理感觉及产生它们的办法。

生 理 感 觉	产生感觉的办法
心跳加速	一般性的运动（例如散步、慢跑、上下楼梯、俯卧撑、仰卧起坐等）
发汗	同上。或者让自己置身炎热环境、冲热水澡、多穿衣服等
颤抖或肌肉无力	紧握拳头（保持握紧状态一段时间后突然松开）
呼吸急促，气喘	疾走、慢跑或游泳
眩晕	原地转圈（或是坐在转椅上转圈）

对于不是由剧烈运动而产生的生理感觉，可以使用步骤三中介绍的慢式呼吸技巧来控制自己的焦虑水平。当感到发汗、头晕或肌肉无力时，放慢呼吸有助于控制焦虑。要缓解由心跳加速和呼吸急促带来的恐惧感，最好的办法是等待这些感觉慢慢消失，或是使用下面介绍的应对技巧来加以控制。在等待这些感觉消失的过程中，也可以选择步骤二中的肌肉放松练习和正念冥想练习来降低焦虑水平。

请循序渐进地进行练习。例如，选择一个公园散步时，请确认在那里每隔一段路就会设有一张长椅。慢慢地加快行走速度，直到你感觉发汗、心跳加速、呼吸加快。接下来坐到长椅上开始放松练习，休息和放松的时候之前的感觉就会逐渐消失。

挑战灾难性想法

步骤四中,已经学习了如何识别、挑战和改变容易引发焦虑的消极想法。现在请运用同样的方式来克服自己对生理感觉的恐惧感。

表 15　灾难性想法记录表样例

身　体　反　应	消　极　想　法
1. 心跳加快	我患上心脏病了
2. 轻微头痛	我快要精神失常了;我会晕过去的
3.	
4.	
5.	

当经历这些生理感觉时自己的想法是什么? 表 15 列出了某些示例。请在表中的空格里记录下自己的想法。

步骤四中提到: 在下结论之前对某些事实提出质疑、推测其他的可能因素、听取他人的解读意见能够极大地帮助你挑战消极想法。现在请使用这些技巧来挑战自己对生理感觉的恐惧。能否说服自己这种恐惧感并非那么真实? 有什么更合理的方式可以解释这些个生理感觉?

改变无益思维方式的最后一个阶段是用更理性、更积极的思维模式来代替它。对于之前倾向于消极化处理的某些生理感觉,请尝试以积极有益的态度来对待。可以使用表 16 来挑战和改变之前消极想法,变消极为积极,表中已经给出了样例以作参考。

如果能够保证定期练习以上两种应对技巧,就足以有效挑战那些将正常的生理感觉视为焦虑之源的消极想法。无论何时,只要发现焦虑是由生理感觉引发,就考虑使用这两种方法。也许要经过多次体

表 16　挑战和改变消极想法记录表

生理感觉	消极想法	挑战想法	积极想法
出汗	惊恐发作要开始了	今天天气炎热，我只是太热了而已，所以才会出汗，先把夹克脱掉	这一定不是惊恐发作，自己平静一下汗就消了，我应付得来

验,才可以熟练运用慢式呼吸、放松和挑战性想法来克服正常生理感觉带来的焦虑。找出一些有助你适应身体感觉的运动方式,并结合对自己最有效的缓解焦虑的技巧。请使用步骤四中讲到的提示卡,一旦你开始对生理感觉反应过度,这些卡片就可以帮助你回忆起学过的应对技巧。请牢记,随身携带这些小卡片,只要感觉自己陷入焦虑就马上使用它们。

步骤五　回顾

　　步骤五中,我们介绍了一些方法来克制对生理感觉(易导致惊恐发作的感觉)恐惧。我们建议了两种技巧,均有助于克服(与这些生理感觉相关的)不必要的焦虑。请尝试回答以下问题来回顾自己取得的进步:

- 你是否列出了模拟惊恐发作症状的生理感觉清单?
- 你是如何产生此种生理感觉的?
- 你与这些生理感觉相关的消极想法有哪些?
- 你是否可以挑战这些消极想法?
- 你是否能够变消极为积极,产生一些有益的思路?
- 你是否探索出其他的焦虑控制技巧来缓解生理感觉带来的焦虑感?
- 你是否制做了提示卡来协助自己对抗某些生理感觉?
- 你是否定期使用提示卡片?

　　如果你可以肯定地回答上述问题,就可以开始将这些技巧付诸实践了。当你能够得心应手地运用这些技巧时,就可以进入步骤六的学习。步骤六将介绍如何克服焦虑和回避行为。

步骤六
克服回避, 解决难题

目前大家应该已经熟悉了一些控制焦虑症状的技巧。这些技巧有助患者重新参与到之前一直逃避的各类活动之中。如前文所述, 有的人选择逃避某些之前经历过惊恐发作的场合, 与热衷的活动渐行渐远。例如, 害怕开车, 就放弃了拜访朋友、外出购物、岗位应聘。结果是, 对开车的恐惧感导致自己与朋友分道扬镳, 依赖家人来回接送, 或者陷入经济窘迫的境地。虽然回避行为有可能在短期内减轻焦虑, 但也会引发一系列其他的问题, 影响个人的正常生活。在自助治疗的学习过程中, 还可以获取其他更为可行的应对技巧。

渐进式暴露

正如第一部分提到的, 脱敏法(即渐进式暴露)有助于克服对假想危险情境的恐惧感。反复暴露于心存恐惧的情境之中, 可以帮助自己从"战斗或逃跑"的困境里解脱出去。

在运用渐进式暴露技巧时, 请牢记以下原则:

1. 请务必将自己恐惧的场所和情境按照它们可能引发的焦虑的程度从高到低进行排序。

2. 按照从低级别到高级别的顺序系统化地梳理这些场所和情境。有必要把每一项任务分解细化，这有助于逐步克服恐惧感。第一步任务的完成可能要反复多次，待焦虑程度下降至某个点，才能够启动下一步的任务。同时，最好在目标地点停留足够长时间，等待焦虑情绪完全缓解，感觉良好之后，再离开。

3. 不要试图一下子挑战高难度。踏准节奏，选取适合的级别非常重要，要让自己的焦虑程度保持适中且在掌控范围之内。稳扎稳打远远胜过好高骛远，后者只会让人挫败不已。

4. 在自助治疗的早期阶段，可以尝试一些策略使暴露行为更容易进行。从学到的焦虑管理技巧中选择最佳的。这些技巧并非适用于每种情况，所以要试着提前规划，确认哪一些技巧可能对哪种场合更加奏效。

5. 选择一个值得信赖的伙伴（如密友或家人）在暴露练习的早期阶段显得尤为重要。这个伙伴要充分了解练习的目的，并愿意在后续练习过程中逐步退出，以保证你能够独立自主的面对之前恐惧的场景。关键是双方能做到意见统一、坦诚相待，才能让你们既不急于求成，也不畏缩不前，拖延你独立的时间。

6. 最重要的原则是要牢记系统地进行练习。这意味着要把渐进式暴露作为生活中的首要任务，通过定期练习一步一步地去完成它；如果遇到挫折和反复，也愿意后退一步。如果只是随意练习，或者三天打鱼两天晒网，进步的脚步就会放缓。请使用监测表格，每周规划进度，这可以帮助自己定期评估已取得的进步，也有助于自己正视挫折——挫折的出现并不意味着原地踏步。

对压力情境进行分级

列出一份引发你的焦虑的情境的清单是克服恐惧的第一步。这样就可以更清晰地分辨引发焦虑的各类情况（步骤一中已提及）。这个清单是量身定做版，使自己焦虑痛苦的情境可能并不会影响到其他人。列出清单也将帮助自己专注于何时以及怎样使用新学会的焦虑管理技巧。请记住，最好先从压力较小的情境开始练习焦虑管理技巧。列出让自己感到压力的情境，并在表格中按照从 0—10 的级别标出与每种情境相关的焦虑程度，0 级表示毫无焦虑感，10 级表示极度焦虑，情境的示例如下：

- 独自在家；
- 在路上漫步；
- 逛超市；
- 在交通繁忙时段开车过桥；
- 叮嘱孩子们打扫各自的房间。

接下来可以使用这个表格来记录自己取得的进步，自己是如何做到在各类场景中降低焦虑程度的。

搭乘公交车：渐进式暴露实例

经历过惊恐发作的人通常会逃避搭乘公交车，即使他们完全有这个能力。这可以作为一个渐进式暴露的简单样例来付诸实践。在列出焦虑程度的清单上，搭乘公交车引发的焦虑等级大约在 4—5 级，难度适中，所以可以作为练习的内容。

最好把训练任务分解为三步：一是步行至公交车站；二是先尝试搭乘一站；三是继续搭公交车到达目的地（如过桥或是到购物中心）。

表17 引发焦虑的情境列表

情境描述	评级(0—10级)(0级：无焦虑感)(10级：极度焦虑)	焦虑级别变化	
		第一周	第二周
1.			
2.			
3.			
4.			
5.			
6.			
7.			
8.			
9.			
10.			

建议在 3—4 天的时间内完成第一步，可以寻求同伴的协助。第一天，让同伴陪你走到车站，在那里停留一会儿，等待焦虑情绪缓解。（步骤二中介绍的放松练习此时会十分奏效）随后你们再一同返回。第二天，重复同样的练习，请关注自身的焦虑状况是否减轻。第三天，让同伴走在你后面，你们在车站会合。这样一来，几天之后，你就能够独自步行往返了。接下来请重复运用这个模式，完成乘坐一站公交的任务。一开始同伴陪你乘车，和你并排坐在一起，后一天坐在你后面隔几排的位置，最后让你独自乘车。最终你可以独自乘车到达目的地，任务就完成了。以这种循序渐进的方式，自己完全可以完成更多任务，例如独自驾驶、乘坐火车、去购物中心、外出就餐，等等。

请记住，学会应对焦虑是一个渐进的过程，需要不断练习。最好的方法是在不太紧张的场景下练习控制焦虑的技巧。如果你将这些技巧运用到位，自信心就能获得很大提升，也就有能力去应对难度更大的状况。

焦虑管理技巧

接下来讲解如何运用压力管理技巧来应对可能引发焦虑的复杂状况。需要提醒一点，这些技巧都不可能适用于所有人，你需要找到能控制你的焦虑的技巧，以适合你的节奏来推进它。

综合运用生理和心理两方面的技巧，可以有效地克服压力和焦虑。步骤二中讨论了如何通过积极锻炼、健康饮食和良好睡眠来保持身体健康；也介绍了肌肉放松练习，可以有效减轻身体紧张度。步骤三讲解了控制惊恐发作的几种技巧（例如慢式呼吸和注意力转移等）。步骤四聚焦于如何转变消极想法，避免焦虑症状和信心缺失。以上所有的技巧都可以单独或混合运用于更宽泛场合中来达到控制焦虑的目的。

　　下面两节将介绍如何运用之前习得的技巧，我们以两种容易使惊恐发作患者产生压力感的逛超市与看牙医——为例。

逛超市

　　假设在你列出的压力情境表格中，逛超市排在第六位。在出门之前，做一个简单的肌肉放松练习来开启新的一天。到达超市停车场后，你可能需要练一练慢式呼吸技巧，来确保自己处于平静放松状态。接下来你需要挑战在超市购物时的消极想法，如果在离家之前把它们记录在案可能会更容易完成挑战。例如：

　　　　我马上要惊恐发作了，我会失去控制的。
　　　　我看上去特别焦虑，别人肯定认为我是个疯子。

　　挑战类似的消极想法时，可以试试这么想：

　　　　我到超市里不可能总是惊恐发作。即使发作，我也可以控制好自己。
　　　　逛超市时，我从来没有失控尖叫过，现在更不可能这样了。
　　　　别人不大可能注意到我的焦虑症状。即使注意到了，他们也不会认为我是疯子。超市里有很多人看起来都紧张兮兮的。

　　最后请尝试以更积极、更鼓舞人心的想法来武装自己，可以缓解逛超市时的焦虑症状。如下所示：

　　　　我可以应付得来。

> *我知道如何控制好焦虑。*
>
> *很快就挺过去了。*

如果你已经制作了提示卡，用它来提醒自己怎样挑战消极想法，尽量在走进超市前就看上几眼。进入超市以后，保持缓慢均匀的呼吸，控制好自己的步伐，这样就不会在超市里感到压抑或激动。如果发觉自己有点焦虑，就停下脚步、放慢呼吸，开始阅读提示卡。结账时，可能需要运用注意力转移技巧（如数数和冥想）。

最后，在超市完成购物任务以后，记得犒赏一下自己。

看牙医

看牙医也是容易引发焦虑的情境，我们也假定它在你的压力情境中排第六。看牙医之前，请确保前一天晚上睡眠良好，出门时先试试肌肉放松练习。保证路上的时间充裕，这样你就不容易感到匆忙或慌乱。

和逛超市一样，出发之前先梳理一下自己的消极想法并做好记录，例如：

> *检查牙齿时，我会尖叫，会失去控制的。*
>
> *我会超级焦虑，可能会晕倒，医生会认为我疯了。*

改变消极想法的下一步就是发起挑战。请参考以下几条去质疑自己之前的消极想法：

> *过去我看牙医时从来没有尖叫失控过，现在更不太可能。*
>
> *我从来没在看牙的时候晕倒过，现在也不可能。如果头晕，*

我可以告诉牙医自己的状况，他会给我时间缓一缓的。

牙医眼中的很多病人都是焦虑的，他不可能认为病人们都是疯子。

最后一步是变消极为积极，帮助自己控制好焦虑。对自己说：

虽然看牙医很不舒服，但只要半个小时。我一定能行。

我有办法控制焦虑症状。

看牙医我能应付，我已经做好了准备。

在牙诊所候诊室里时，你可以自我感觉一下身体的状况，是否肌肉紧张，问问自己是否有紧张感。建议进行快速肌肉放松练习，感觉哪个部位紧张就着重练习哪里，尝试放松。呼气时，对自己说："放松……放松……"重复几次练习，直到确认之前紧张的部位紧张度减轻为止。专注呼吸，保持呼吸节奏缓慢而均匀。感到焦虑时，运用呼吸控制技巧使自己放松，并尽可能长时间地维持平静状态。

将自己的焦虑告知牙医，让他给你一定的时间来恢复平静。此外，请牙医解释清楚每个治疗步骤及所需时间。在看牙过程中，如果患者举手示意要求休息一下，绝大多数牙医都会同意的。

当你看牙结束，成功克服了焦虑，请记得犒赏一下自己。

解决方法

对于惊恐发作患者来说，有些情境是极具挑战性的；对同时患有广场恐惧症的患者来说更是这样。此外，每个人的焦虑都有自己的特点，有些诱因可能很明显，如工作、家庭或恋爱中的问题；还有些问题可能更复杂,和个人的早期经历有关。如何处理这些更深层次的问题已经超出了本书范围。如果你认为自己这方面需要帮助,最好去寻求专业咨询。

我们所有人每天都要处理各种问题,处理的方式因人而异,情况也是千差万别。最佳解决方案是不存在的,但是从长远看,还是存在一些优选方案。问题出现却不理会往往会让人产生无助感和挫败感,最终可能导致惊恐发作进一步恶化。下面列举一些效果不佳却经常被采用的解决方法:

- 忽视问题,幻想问题会自行消失或奇迹般地被解决掉;
- 依赖别人提出解决方案;
- 对问题原因耿耿于怀,却不去思考可行性方案;
- 寄托于宿命和运气;
- 看问题过于悲观,无从下手。

如果你发现自己常常运用这些"方法",你很可能承受了许多本可避免的压力。有效的解决方案是尝试用递进的方式,一步一步解决问题。下面列出一个问题解决方案样例:

第一步　定义问题

首先,尝试定义问题的范围,尽可能将其具体化。这将有助于你找到合理又可行的解决办法。例如:

每当我埋怨女儿煲电话粥时,我们之间的争论就会引发焦虑。

一旦想出问题的症结,马上记录下来并列出尽可能多的解决办法,尽情天马行空地去思考吧!

梳理自己列出的解决方案,针对每个方案打分,范围从-10到+10。其中-10表示方案特别糟糕,+10表示方案近乎完美。中间值为0,表示优劣作用对半。

第二步　确定解决方法　　　　　　　　　　　　效果等级

1. 女儿打电话时我选择外出　　　　　　　　　　　-9

2. 切断电话线　　　　　　　　　　　　　　　　-5

3. 要求女儿负担额外电话费用　　　　　　　　　+7

4. 对于女儿煲电话粥事件,确定自己的哪些消极　　+8
   想法会导致焦虑

5. 在女儿的房间安装一部电话分机供她单独使用　+4

随后再看一遍列表,确定哪一个是解决问题的最佳方案。解决方案可能不止一个,也可能混合型方案效果最好。请记录自己选择的最终解决方案。

第三步　最佳方案或混合型方案

1. 安装另一部电话,让女儿自己承担费用

2. 反省自己对女儿打电话的态度,尝试挑战自己的非理性想法,尽量避免产生不必要的忧虑

接下来考虑如何落实这个最佳解决方案。执行方案的最佳时间是什么时候?这个方案涉及哪些人,方案的实现是否需要特定场所?

第四步 如何落实方案

周末大家都比较放松的时候,和女儿谈谈煲电话粥的问题,也和她沟通一下最佳的解决方案

最后,实践某个特定的解决方案,肯定自己所作出的努力。讨论解决方案时自己表现如何? 是否有效? 如果无效,如何作出调整? 将方案简单分级并作出标记。

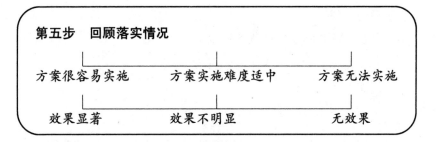

第五步 回顾落实情况

方案很容易实施	方案实施难度适中	方案无法实施
效果显著	效果不明显	无效果

有效解决方案能够防微杜渐,避免惊恐发作症状进一步恶化。在生活中遇到重大问题时,请尝试使用该有效方案。

"步骤六"回顾

本步骤涉及不同情况下的多种应对技巧组合。看牙医之前,尝试放松练习和呼吸练习,这有助于克服看牙时的焦虑。在逛超市时,挑战自己的消极想法,代之以积极的、更鼓舞人心的想法,并尝试慢式呼吸,这些做法都会大有裨益。重要的是确认并实施最适合自己的应对技巧。

另一种有效的应对方式是在脑海中模拟练习,挑战可能出

现的消极想法，想象运用技巧来控制焦虑时的压抑状况。通过想象，你可以逐步推进应对策略，知晓在哪个阶段选用哪种应对技巧。当成功在脑海中尝试过某种解决方法以后，就可以在现实世界里来验证一下了。

成功减轻焦虑后不要忘记犒劳一下自己。焦虑减轻后，可以回看之前的清单，重新评估每一个项目。如果在多数情况下你都能够战胜焦虑，就标志着你的焦虑等级已经下降至可控的水平。

慢慢把自己的压力清单梳理一遍。在没有信心完成简单的任务之前，切忌触及难度较大的任务。请经常练习各种应对技巧，以后用起来就会易如反掌。否则，处于焦虑状态时就会容易思维混乱、困惑不已；预先做好练习才能自如地运用这些应对技巧。尝试使用前文介绍的结构化问题解决技巧来帮助自己克服压力。

再次强调，获得有效的压力管理能力需要时间和训练。如果在练习了所有技巧之后，自己的焦虑水平仍然很高，也不要气馁。请保持耐心，总结经验教训，即使一时效果不明显，你也将有所收获。记住一点，如果你不断让自己暴露在事实上很安全的情境下，是不可能一直焦虑下去的。

应对挫折与反复

第二部分中介绍的 6 步计划着力分析了应对压力和惊恐发作的各种方法。通过定期练习，你运用起来就会越来越驾轻就熟；可有时候，即便你竭尽所能，也可能毫无进展，甚至有所退步。在取得一定进步之后，如果遇到这样的挫折，就容易变得意志消沉。产生挫败情绪很正常，也是暂时的，你应该尽快重拾信心。本书的最后一部分将介绍如何应对、克服挫折和反复。

了解康复规律

焦虑和惊恐发作的康复过程通常是反复波动的，有时你会感觉进入了停滞期，焦虑状态也日渐恶化。这种情况是正常"康复过程"的一部分，在"康复图"中有所体现（参见图 4）。图中可以看到，在一段时间内，症状有明显改善；然而在后续的几天或几周，症状也会急剧恶化，这就如同有时候出现超预期好转一样。重要的是，尽管改善症状的强度和（或）频率会出现波动，但只要去练习应对技巧，焦虑水平就会日

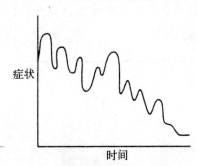

图 4 焦虑障碍和广场恐惧的常规康复进程

渐下降,症状也将逐步好转直至最后消失。

什么是复发?

当症状卷土重来,长时间保持在某种水平没有进展,就是一种更严重的挫折,即复发。换句话说,就是之前设法克服或控制的症状重新显现,并出于种种原因而持续存在。第一步,重点区分复发与正常康复过程(一段时间内症状的改善与恶化并存)。请回答表 18 所示的问题,以此来确认是否为症状复发。如果所有的答案都是肯定的,那说明自己正处于复发的早期阶段,需要运用系统性的方法来防止症状恶化。在后续部分,我们将分析如何防止挫折反复恶化成为全面复发。

表 18　复发状况检测表

	是	否
1. 你是否正在经历全面惊恐发作?	❏	❏
2. 惊恐发作症状是否已经持续了几周之久?	❏	❏
3. 近期症状发作的强度是否和第一次发作一样?	❏	❏
4. 症状是否越来越影响你的日常生活?	❏	❏
5. 症状发作的频率是否和最初开始发作时一样?	❏	❏

为何会复发?

一般来说,复发的原因是多方面的,包括外部压力增大、问题处理困难、应对压力不力、技巧练习缺乏等。此外,惊恐发作患者可能还无法正确识别一般焦虑和急性焦虑,即使康复了,也可能会把正常的压力（如考试或公开演讲时）误认为复发的迹象。对症状复发的担忧本身就可能引起惊恐发作症状复发。

在某些情况下，外部压力更可能导致惊恐发作的复发。你可能会因为睡眠缺乏、饮食不佳、身体患病而倍感压力。缺乏自尊与自信也容易使你陷入焦虑之中。如果过早地放弃练习应对焦虑的技巧，或是过早停止服用抗焦虑药物，都易产生戒断效应和焦虑症状。如果你症状发生了彻底改变，或是对出现的问题有任何疑问，都建议你去看医生，重新进行一次彻底评估。

避免复发

一旦产生压力感，可以运用多种策略来避免复发。请返回上文查看表 18 中的问题，如果所有回答都为"是"，就可以参考以下所列的问题，这将有助于确认应对复发的方案。

你的生活中是否有了新的压力来源？你是否对轻微焦虑症状过于敏感，引发了不必要的担忧？

请复习步骤一，回顾你的焦虑症状和压力来源。尝试列出导致你焦虑加重的因素。目前你感受到的压力是否和步骤一中列举的情况一致？是否存在更糟糕的情况？是否有新的压力加重了你个人的焦虑情绪？

你是否希望快速战胜焦虑和回避行为？

如果你在经历了几周或几个月的轻微焦虑后突然又开始惊恐发作，有可能意味着你有些准备不足，急于求成。你在试图克服回避行为时，可能把自己逼得太紧了。或许你应当重新思考一下：在实施难度较大的任务之前,自己究竟准备得怎么样了。

如果你对生活中新的挑战或改变(如换了一份新工作)感到焦虑,那么迎接它们之前你需要认真评估具体情况。请使用之前学过的技巧来帮助自己应对这些压力引发的紧张情绪。如果感觉尚未准备好迎接挑战,就不要强迫自己去接受它(必要情况除外)。保证自己拥有充分的时间去迎接新挑战可能对你至关重要。如果你确实准备启动一次新的改变,请确保你的生活方式和压力管理计划不会被打乱。

你是否能够保持健康的生活方式?

人们很容易忘记那些可能会加重或预防焦虑情绪的生活方式因素,尤其是在经历了一段低焦虑时期之后。请重新审视自己的生活方式:饮食是否健康、锻炼是否规律,是否限制了刺激性物质(茶、咖啡、香烟)的摄入量。需要注意的是,酒精摄入量的增加可能降低引发惊恐发作的焦虑阈值。

请继续练习放松练习和慢式呼吸技巧,即使没有明显焦虑感也要尽量保持下去。所有这些技巧都需要时间去掌握,缺乏练习会导致某些应对技巧在需要时无法使用。如果你的压力管理能力被削弱,你将更难控制你的焦虑。

你是否有突然停止服药或改变用药剂量的经历?

突然停止用药或改变剂量会导致焦虑症状重现和惊恐发作复发。

即使你感觉自身症状有了很大改善,也请继续按照处方要求服药,直到医生同意减少剂量为止。如果你自行更换过药物,且目前正经历越来越多的焦虑或惊恐发作,请及时咨询专业医生,帮助你判断这些症状是否很快会消失,是否需要调回最初的用药剂量。

你是否捡起了过去惯用的无益的思维方式？

请使用步骤四中列出的思维练习来保持积极的心态。挑战并重新评估你对事件、情绪和身体感觉的任何消极解释。请重启变消极为积极的个人计划。自尊与自信缺失会激发消极想法，反之亦然。记得奖励自己为控制焦虑所付出的努力，认可自己的成就。

系统化地解决这些问题，你就可以更有效地预防症状复发。请复习步骤一到步骤六中介绍的练习，回想应当如何战胜焦虑和惊恐发作。如果发作持续，请考虑求助精神卫生专业人员。请牢记：挫折和反复并不意味着你回到了原点。积极运用相关技巧来处理暂时性挫折，你就完全能够走回到康复的正道上来。

关于抑郁

对许多人而言,抑郁和焦虑是并存的。多数焦虑障碍患者的抑郁情绪一闪而过或相对轻微。他们能够保持精力和动力来战胜惊恐发作和广场恐惧。但是有些患者的抑郁情绪威力巨大、势不可挡。此种情况下,建议患者寻求专业帮助。

对于持续数小时或数天的轻度抑郁,自助疗法可能会有效。第一步是记录下哪种压力可能导致抑郁,然后一步一步地解决问题。附加一条策略:运用注意力转移技巧(详见步骤三),将注意力集中在愉快的、无压力的活动中。对于无法轻易消除抑郁诱因的情况来说,这种方法尤其有效。另外,核查一下消极想法或态度是否会导致抑郁情绪也十分受用。学会挑战消极想法(详见步骤四)将是一项有用的技能;通过进一步解读抑郁状态,这种技能会变得更加有效。

如果这些技巧对缓解你的抑郁毫无帮助,或是你感到悲观绝望,最佳方案是去寻求专业帮助。抗抑郁药物配合定期专业咨询更有可能帮助你战胜抑郁。如果你严重抑郁,尤其是出现了自我贬低和自我伤害行为时,你可能需要短期住院治疗了。

图 5 总结了应对抑郁的推荐步骤。

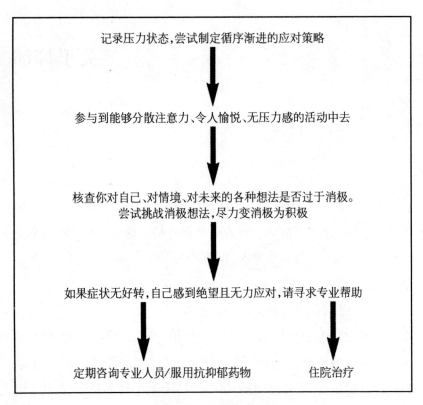

图 5 应对抑郁的步骤

最　后

现在你读完了这本自助手册,对于如何有效地控制惊恐发作,重新投入到之前回避的社会活动中去,你比之前更有把握。倘若感到自己又重回以往的生活方式或思维模式,复发风险增加,就慢慢地重新阅读一遍本书。

如果你感到自己难以保持主动性,可以考虑参加治疗小组。对许多人来说,能够与相似的人一起作战将会受益匪浅。要了解更多有关治疗小组的信息,请联系医生、当地精神卫生服务机构或自行上网查询。参加治疗小组对广场恐惧患者来说更为适用。

最后提醒一句:焦虑体验尽管苦不堪言,却为你敲响了警钟,提醒你重视压力积聚对健康的影响,以及对压力的及时监控和正确处理。

推荐书目

Retrain Your Anxious Brain: Practical and Effective Tools to Conquer Anxiety, John Tslimparis with Daylle Dianna Schwartz, Harlequin, 2014

Rewire Your Anxious Brain: How to Use the Neuroscience of Fear to End Anxiety, Panic and Worry, Catherine M. Pittman, Elizabeth M. Karle, New Harbinger Publications, 2015

Living With It; A Survivor's Guide To Panic Attacks, BevAisbett, HarperCollins Publishers, 2014

When Panic Attacks: The New, Drug-Free Anxiety Therapy That Can Change Your Life, David D. Burns, Random House USA Inc, 2007

Hope and Help for Your Nerves, Claire Weekes, Penguin, 1990

Pass Through Panic: Freeing Yourself from Anxiety and Fear (CD), Claire Weekes, Tantor Media, Inc., 2005

Anxiety: Panicking about Panic, Joshua Fletcher, The Panic Room, 2014

Anxiety and Panic Attacks: Their Cause and Cure, Robert Handly with Pauline Neff, Fawcett Books, 1985

Understanding and Overcoming Anxiety and Panic Attacks, Julie Stevenson and Raymond Le Blanc, Cranendonck Coaching, 2011

推荐网址

UK

Anxiety UK

www.anxietyuk.org.uk

Anxiety No More

www.anxietynomore.co.uk

No More Panic

www.nomorepanic.co.uk

USA

Anxiety and Depression Association of America

www.adaa.org

Daily Strength

www.dailystrength.org

Panic-attacks.co.uk

www.panic-attack.supportgroups.com

PsychCentral

www.psyhcentrol.com /resources /Anxiety_and_Panic /Support_Groups

Australia

Australian Psychological Society

www.psychology.org.au

Beyondblue

www.beyondblue.org.au /anxiety

Black Dog Institute

www.blackdoginstitute.org.au

Reconnexion

www.reconnexion.org.au

Headspace（for young people）

www.headspace.org.au

Mental Health Foundation of Australia

www.mentalhealthvic.org.au

Anxiety Practitioners Network Australia

http：//apnetwork.org.au

Clinical Research Unit for Anxiety Disorders（CRUfAD）

https：//crufad.org

练习册

惊恐发作症状监测表

日 期	发 作 情 境	焦虑症状 （0—10）	应对方式 （0—10）

惊恐发作症状监测表

日 期	发 作 情 境	焦虑症状 (0—10)	应对方式 (0—10)

惊恐发作症状监测表

日　　期	发　作　情　境	焦虑症状 （0—10）	应对方式 （0—10）

惊恐发作症状监测表

日　期	发　作　情　境	焦虑症状 (0—10)	应对方式 (0—10)

惊恐发作症状监测表

日　期	发　作　情　境	焦虑症状 （0—10）	应对方式 （0—10）

肌肉放松练习自我监测表

有效等级 0—10（0 级：无效果，10 级：极为有效）

		周一	周二	周三	周四	周五	周六	周日
上 午		☐	☐	☐	☐	☐	☐	☐
有效等级		☐	☐	☐	☐	☐	☐	☐

评价：

		周一	周二	周三	周四	周五	周六	周日
下 午		☐	☐	☐	☐	☐	☐	☐
有效等级		☐	☐	☐	☐	☐	☐	☐

评价：

肌肉放松练习自我监测表

有效等级 0—10（0 级：无效果，10 级：极为有效）

	周一	周二	周三	周四	周五	周六	周日
上 午	☐	☐	☐	☐	☐	☐	☐
有效等级	☐	☐	☐	☐	☐	☐	☐

评价：

_____

_____

	周一	周二	周三	周四	周五	周六	周日
下 午	☐	☐	☐	☐	☐	☐	☐
有效等级	☐	☐	☐	☐	☐	☐	☐

评价：

_____

_____

肌肉放松练习自我监测表

有效等级 0—10（0 级：无效果，10 级：极为有效）

	周一	周二	周三	周四	周五	周六	周日
上　午	☐	☐	☐	☐	☐	☐	☐
有效等级	☐	☐	☐	☐	☐	☐	☐

评价：＿＿＿＿＿＿＿＿＿＿＿＿＿＿＿＿＿＿＿＿＿＿＿＿＿

	周一	周二	周三	周四	周五	周六	周日
下　午	☐	☐	☐	☐	☐	☐	☐
有效等级	☐	☐	☐	☐	☐	☐	☐

评价：＿＿＿＿＿＿＿＿＿＿＿＿＿＿＿＿＿＿＿＿＿＿＿＿＿

肌肉放松练习自我监测表

有效等级 0—10（0级：无效果，10级：极为有效）

	周一	周二	周三	周四	周五	周六	周日
上午	❑	❑	❑	❑	❑	❑	❑
有效等级	❑	❑	❑	❑	❑	❑	❑

评价：

	周一	周二	周三	周四	周五	周六	周日
下午	❑	❑	❑	❑	❑	❑	❑
有效等级	❑	❑	❑	❑	❑	❑	❑

评价：

肌肉放松练习自我监测表

有效等级 0—10（0 级：无效果，10 级：极为有效）

	周一	周二	周三	周四	周五	周六	周日	
上 午	☐	☐	☐	☐	☐	☐	☐	
有效等级	☐	☐	☐	☐	☐	☐	☐	

评价：_____

	周一	周二	周三	周四	周五	周六	周日	
下 午	☐	☐	☐	☐	☐	☐	☐	
有效等级	☐	☐	☐	☐	☐	☐	☐	

评价：_____

克服消极想法自我监测表

焦虑等级 0—10（0 表示毫无焦感，10 表示极为焦虑）

日 期	消极想法	焦虑等级	挑战性想法	积极想法	后续焦虑等级

克服消极想法自我监测表

焦虑等级 0—10（0 表示毫无焦虑感，10 表示极为焦虑）

日 期	消极想法	焦虑等级	挑战性想法	积极想法	后续焦虑等级

克服消极想法自我监测表

焦虑等级 0—10 (0 表示毫无焦感 , 10 表示极为焦感)

日 期	消极想法	焦虑等级	挑战性想法	积极想法	后续焦虑等级

克服消极想法自我监测表

焦虑等级 0—10（0 表示毫无焦虑感，10 表示极为焦虑）

日期	消极想法	焦虑等级	挑战性想法	积极想法	后续焦虑等级

克服消极想法自我监测表

焦虑等级 0—10（0 表示毫无焦感，10 表示极为焦虑）

日　期	消极想法	焦虑等级	挑战性想法	积极想法	后续焦虑等级